Chinese Guideline for Diagnosis and Treatment of Skin Wounds（2015）

中国创面诊疗指南

（2015版）

U0270094

中华医学会创伤学分会
中华医学会组织修复与再生分会

组织编写

总执笔人

付小兵　中国人民解放军总医院生命科学院
韩春茂　浙江大学医学院附属第二医院
陆树良　上海交通大学医学院附属瑞金医院

人民卫生出版社

图书在版编目（CIP）数据

中国创面诊疗指南：2015版 / 中华医学会创伤学分会，中华医学会组织修复与再生分会组织编写．—北京：人民卫生出版社，2016

ISBN 978-7-117-22231-0

Ⅰ．①中… Ⅱ．①中… ②中… Ⅲ．①创伤外科学－指南 Ⅳ．①R64-62

中国版本图书馆 CIP 数据核字（2016）第 045395 号

| 人卫社官网 | www.pmph.com | 出版物查询，在线购书 |
| 人卫医学网 | www.ipmph.com | 医学考试辅导，医学数据库服务，医学教育资源，大众健康资讯 |

中国创面诊疗指南
（2015版）

组织编写：中华医学会创伤学分会
　　　　　　中华医学会组织修复与再生分会
出版发行：人民卫生出版社（中继线 010-59780011）
地　　址：北京市朝阳区潘家园南里 19 号
邮　　编：100021
E - mail：pmph @ pmph.com
购书热线：010-59787592　010-59787584　010-65264830
印　　刷：北京铭成印刷有限公司
经　　销：新华书店
开　　本：787×1092　1/16　　印张：7　　插页：4
字　　数：153 千字
版　　次：2016 年 4 月第 1 版　2017 年 1 月第 1 版第 3 次印刷
标准书号：ISBN 978-7-117-22231-0/R·22232
定　　价：25.00 元

打击盗版举报电话：010-59787491　E-mail：WQ @ pmph.com
（凡属印装质量问题请与本社市场营销中心联系退换）

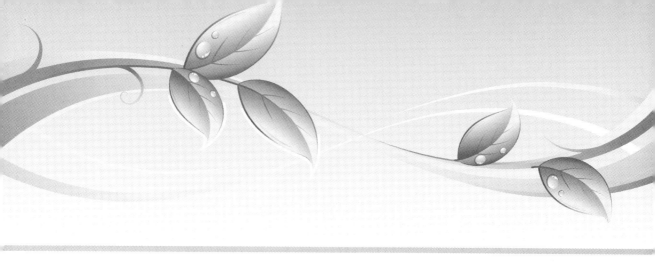

指南编写委员会

许樟荣	中国人民解放军第306医院
谢　挺	上海交通大学医学院附属第九人民医院
曹烨民	上海市中西医结合医院
程　飚	广州军区广州总医院
温　冰	北京大学第一医院
姜玉峰	中国人民解放军第306医院
沈月宏	浙江大学医学院附属第二医院
贾黎静	河北医科大学第三医院

指南编写工作支持小组

齐　心	北京大学第一医院
何　睿	北京大学第一医院
王　瑜	北京大学第一医院
谢　昆	北京大学第一医院
李会娟	北京大学第一医院
王鸿博	河北医科大学第三医院
吴　雷	广州军区广州总医院
宣　敏	广州军区广州总医院
黄　瑶	上海交通大学医学院附属第九人民医院
赵　诚	上海市中西医结合医院
邢鹏超	上海市中西医结合医院

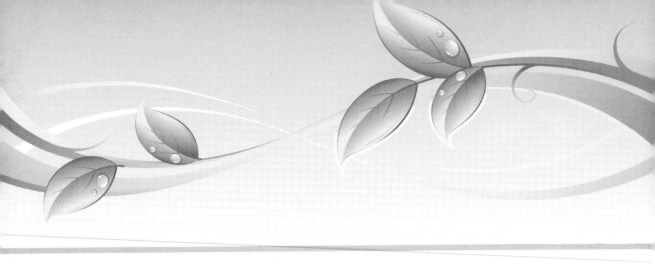

指南评议委员会

王正国　第三军医大学野战外科研究所

夏照帆　第二军医大学长海医院

吴　军　第三军医大学西南医院

胡大海　第四军医大学西京医院

谭　谦　南京鼓楼医院

李宗瑜　哈尔滨市第五医院

贾赤宇　中国人民解放军第309医院

李永林　郑州市第一人民医院

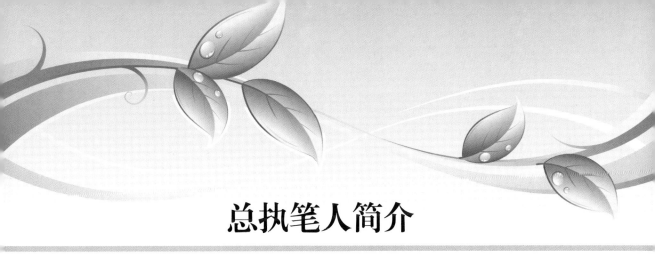

总执笔人简介

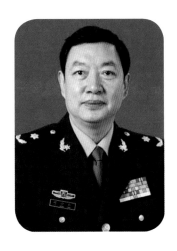

付小兵 中国工程院院士,研究员、教授、博士生导师。现任中国人民解放军总医院生命科学院院长、基础医学研究所所长、全军创伤修复与组织再生重点实验室主任、北京市皮肤损伤修复与组织再生重点实验室主任等职务。任南开大学教授,北京大学、中国医科大学等国内10余所大学客座教授。

学术职务: 担任国际创伤愈合联盟(WUWHS)执委、国务院学位委员会学科评议组成员、国家自然科学基金评委和咨询委员、国家技术发明奖和国家科技进步奖评委、国家高技术发展项目("863"项目)主题专家、中华医学会理事、中华医学会组织修复与再生分会主任委员、中华医学会创伤学分会前任主任委员、全军医学科学技术委员会常委、全军战创伤专业委员会主任委员,国际《创伤修复与再生杂志》(WRR)、《国际创伤杂志》(IWJ)、《国际下肢损伤杂志》(ILEW)、国际《创伤治疗进展》(AWC)、《再生医学研究》(RMR)、《中国科学:生命科学》及《中华创伤杂志》(中、英文版)编委,《军事医学研究》(MMR)主编等学术职务。2009年当选为中国工程院院士。

研究成果: 长期从事创伤和创伤后的组织修复与再生研究工作,主要领域涉及创伤弹道学、生长因子生物学、干细胞诱导分化与组织再生、严重创伤致重要内脏缺血性损伤的主动修复与再生等。20世纪80年代中期曾赴云南老山前线参加战伤调查和救治。在国际著名医学杂志Lancet首先报道了表皮细胞通过去分化途径转变为表皮干细胞的重要生物学现象,与盛志勇院士一起带领团队在国际上首先利用自体干细胞再生汗腺获得成功,为解决严重烧创伤患者后期的出汗难题提供了基础,被国际同行评价为"里程碑式的研究"。培养博士生、博士后等50余人。

作为首席科学家获国家重点基础研究规划项目("973"项目)、国家自然科学基金创新群体项目、国家杰出青年科学基金(1995年度)、全军"十二五"战创伤重大项目等

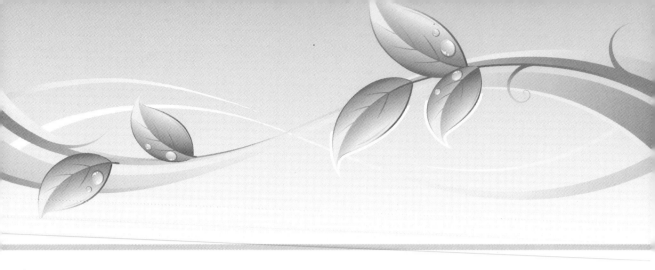

30项资助。主编《中华创伤医学》《再生医学：原理与实践》《现代创伤修复学》等专著20部，参加编著30余部，在*Lancet*和其他国内外杂志发表论文500余篇。特别是2012年应*Science*杂志邀请，组织中国科学家在该杂志出版了一期有关《中国的再生医学》（*Regenerative Medicine in China*）的增刊，显著提升了我国再生医学在国际的影响。获国家和军队二等以上成果23项，其中以第一完成人获国家科技进步一等奖1项、二等奖3项。

个人荣誉： 1993年获"国务院政府特殊津贴"，被评为"首届全国百名优秀中青年医学科技之星"。1995年和2004年分别获"总后十大杰出青年"和"科技金星"等荣誉称号。2002年和2004年分别获"求是杰出青年奖"和中国工程院"光华青年奖"。2008年获"中国人民解放军杰出专业技术人才奖"。2009年获"何梁何利基金科学与技术进步奖"。2008年被国际创伤愈合联盟授予"国际创伤修复研究终身成就奖（Lifetime Achievement Award）"，为获此殊荣的唯一华人学者。2011年获中欧创伤修复联盟"终身成就奖"。2012年当选为"科学中国人2012年年度人物"，并被评为"全军优秀共产党员"。2013年获"中华创伤医学终身成就奖"和"中华烧伤医学终身成就奖"。2014年被评为"全军优秀教师"。荣立个人一等功、二等功和三等功共4次。

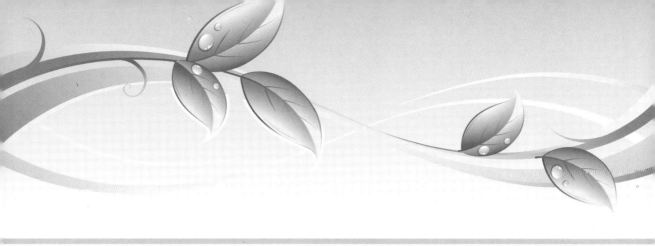

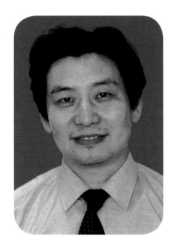

韩春茂 主任医师、教授、博士生导师。毕业于日本金泽医科大学形成外科,获医学及哲学博士学位。现任浙江大学医学院附属第二医院烧伤科主任。

学术任职: 担任中国医师协会创伤外科医师分会副会长兼创面修复医师专业委员会主任、中华医学会烧伤外科学会副主任委员(第八届)、中华医学会肠外肠内营养学分会常委、中华医学会创伤外科分会组织修复与创面愈合学组委员、中华医学会糖尿病学会糖尿病足学组委员、浙江省医学会烧伤外科分会候任主任委员、浙江省医学会肠外肠内营养分会首任主任委员。《中华烧伤杂志》副主编,《中华医学杂志英文版》编委。

研究成果: 主要从事皮肤组织工程、营养代谢及瘢痕防治的研究。承担国家重点基础研究发展计划项目("973"项目)子课题、国家自然基金项目、省重大科技项目、卫生部行业科研专项课题合作研究中子课题《严重烧伤早期营养支持与代谢调理指南》的多中心研究。参与编写《中华烧伤医学》《现代瘢痕学》等专著7部,其中副主编3部。指导翻译《2006年版国际糖尿病足溃疡临床实践指南》,参与译著1部。发表论文百余篇,其中SCI收录40篇。持有发明专利3项,获浙江省科技厅二等奖3次,浙江省卫生厅一、二、三等奖各1次,浙江省科技成果三等奖2次。

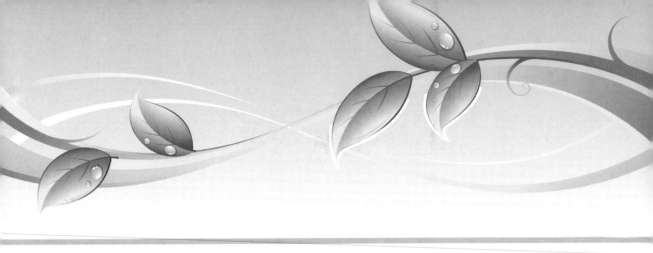

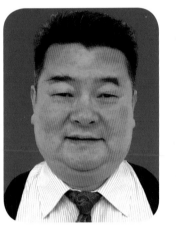

陆树良 教授,博士生导师。上海交通大学医学院附属瑞金医院上海市烧伤研究所所长,上海市创面修复研究中心主任。

学术任职: 现任中国医师协会创伤外科医师分会会长,中华医学会创伤学分会副主任委员。中华医学会组织修复与再生分会顾问,《中华创伤杂志》副主编,《中华烧伤杂志》常务编委,《中华损伤与修复杂志》常务编委,《感染、炎症、修复》常务编委, *The International Journal of Lower Extremity Wounds*编委。

研究成果: 长期从事创面愈合的理论研究和临床实践探索,曾负责国家"973"子项目2项、国家"十二五"支撑项目1项、国家自然科学基金3项以及省部级项目多项。提出了烧伤后24小时内削痂防治深Ⅱ°创面进行性加深的手术方案;提出了糖尿病合并难愈创面形成的"微环境污染"理论机制;提出了增生性瘢痕形成的"真皮模板"缺损学说。发表创面修复相关论文200余篇,主编专著2部,参编10余部。曾获国家科技进步一等奖1项、二等奖1项,省部级科技进步一等奖1项,省部级科技进步二等奖2项。获得中欧创面修复联盟(SEWHA)杰出贡献奖、黎鳌烧伤医学奖、王正国创伤医学奖、上海市"银蛇奖"等荣誉奖项,并被遴选为上海市领军人才。近十年余来积极推进我国创面修复专科的建设,应用TDL-TE的4G技术和可穿戴智能眼镜等互联网技术,探索创面修复中心与社区医疗双向联动,以及发达城市与偏远地区双向联动的创面患者就医模式。是我国创面修复专科建设的主要发起者之一。

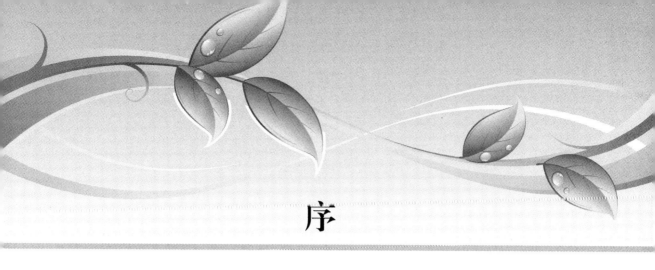

序

　　创面是各种损伤和疾病留下的印迹,也是临床治疗的重点和难点。根据相关研究,我国每年慢性难愈合创面的治疗需求在3000万人次左右,而整个创面(包括各种手术切口)的治疗则在1亿人次左右,需求巨大。

　　创面治疗是一个复杂的过程,除了外科医生的技术以外,各种辅助手段、药物和器械的正确应用十分重要。随着科学技术的发展和各种先进治疗技术与方法的应用,总体来讲,我国创面的治愈率明显提高。统计表明,近年来我国急性创面的愈合时间比十几年前缩短了2~4天,而慢性难愈合创面的治愈率则提高了10%左右。但是也应当看到,由于各种治疗措施、方法以及相关产品的使用不当或时机不对,在一些地方,治疗的创面不仅没有及时愈合,反而迁移不愈,甚至患者出现并发症和死亡等。究其原因,主要是没有正确地掌握治疗时间以及正确地使用相关技术和产品。因此,科学和规范地对创面进行治疗十分必要。而制定相关指南,指导各级医护人员规范地应用这些技术和方法,对于提高各种创面的治疗效果十分重要。基于这一需求,我们在充分调研的基础上,组织国内部分专家,按照循证医学的原理,在整理大量资料的基础上编写了这本《中国创面诊疗指南》(2015),希望通过指南,为国内专家治疗提供一个有益的参考。

　　编写这本指南的原则是:①尽可能收集近年来国内有关创面治疗的相关研究报告;②客观分析不同治疗方法对创面的治疗效果;③排除利益相关的单纯产品的报告;④以国内研究为主,参考国外相关资料,制定出符合中国国情的指南;⑤由于治疗方法的改进以及多中心评价结果的不断出现,希望本指南能够在2年的周期内进行更新,以不断反映临床治疗的客观需求。

　　总之,指南的制定是一个复杂和动态的过程。由于时间比较短,编写人员水平所限,提供的资料不一定完整,可能还存在一些不足与缺陷。因此,敬请广大读者提出批评指正,以利再版时加以改进。

　　　　　　　　　　　　　　　　　　　　付小兵　韩春茂　陆树良
　　　　　　　　　　　　　　　　　　　　2015年10月20日

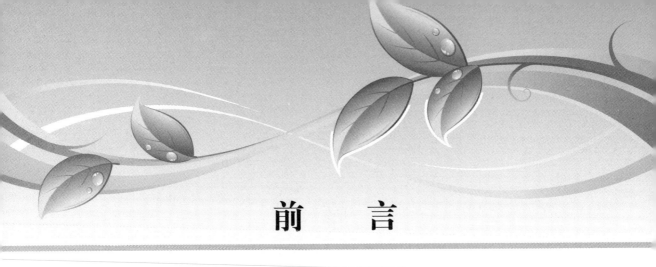

前　言

创伤自人类产生就有,创伤的起源也可以说是外科学的历史起源。创面是创伤的一部分,是人类社会的一种常见病与多发病。创面历史悠久、种类繁多,人们在诊断、治疗和预防过程中已积累了丰富的经验。随着社会的发展,人们的生活习惯发生了巨大的变化,人类疾病谱也随之改变,各种急慢性创面的发生逐渐增多,并呈多样化改变,其诊断、治疗以及预防也更加复杂。

首先,由于人们生活和工作条件的改变,急性创面(如交通伤、机器热压伤等)变得更加多样化,不仅创面加深,而且往往伴随其他组织器官的损伤,如骨折等,这给创面的治疗带来了更大的挑战。

其次,随着人们生活方式改变,各种慢性疾病不断增加,慢性创面也呈现逐渐增多、伤情更加复杂多变的特点。目前,对于慢性创面的修复机制尚不完全清楚,一些新型治疗方法效果虽有小规模实践的报道,但还处于探索阶段,尚缺乏循证依据的支持,故慢性创面的诊疗是目前的一个难点。为了克服这个难点,除加大投入,深入开展慢性难愈合创面发生机制的基础研究外,建立规范和专业化的创面治疗中心以及制定高水平的诊疗指南是进一步提高创面治疗水平的基础,是我们目前急需完成的一项任务。

2011年,付小兵院士和韩春茂教授等组织相关专家,编辑出版了国内第一本关于慢性伤口的指南性书籍《慢性伤口诊疗指导意见》(2011版),出版后受到广大业内人员的欢迎,对规范我国创面治疗起到了一定的作用。

2013年底,为进一步提高我国慢性难愈合创面的治疗水平和规范急性及慢性创面的诊疗过程,同时为了让指南更加符合中国人的特性,付小兵院士提议根据国内相关文献,结合国外相关指南,建立一个属于中国人自己的创面诊疗指南。2014年初,指南制定小组成立并正式启动相关编著工作。通过制定标准、文献调研、专家分析、小组专题讨论和不同领域专家交叉评估以及领域专家审读等形式,历经1年多,最终完成了这部中国人的创面诊疗指南编写工作。

为了高质量完成指南编写工作,编委会前期进行了大量准备。首先指南制定小组通过多次工作会议确定了指南制定计划,同时将指南制定分为5个部分,并分别交相关专家负责。这5个部分分别为:许樟荣、姜玉峰、温冰、贾黎静负责的糖尿病足溃疡,程飚、付小兵负责的创伤性溃疡,陆树良、谢挺负责的压迫性溃疡,曹烨民负责的血管性溃疡,韩春茂和沈月宏负责的急性创面和其他慢性伤口等。

此次制定指南的材料是基于国内发表的有关创面治疗的临床研究论文,文献检索来源于CNKI(中国知网,表1)等。CNKI学位论文数据库检索从2004年1月1日到2014年5月1日发表的所有的有关创面(伤口)的论文。主旨在于制定一套符合中国国情的指南,以使其更具有指导作用。

表1 文献检索策略

检索时限	从2004年1月1日到2014年5月1日
语言	汉语
数据库	CNKI(中国知网)、CNKI学位论文、CNKI世纪期刊、万方数据、万方学位论文、维普期刊、中国生物医学服务系统、中华医学会期刊等。
筛选项目	人类、动物
文献出版类型	有效性: 指南,Meta-分析,系统评价,随机对照研究,观察研究,病例报告,共识意见 安全性: 指南,Meta-分析,系统评价,随机对照研究,不良反应报告,共识意见
主要检索词	烧伤、急性伤口、慢性伤口、静脉性溃疡、动脉性溃疡、糖尿病性溃疡(糖尿病足、糖尿病足溃疡)、创伤性溃疡、压力性溃疡、预防、治疗及其同义词

论文检索完成后,首先由各部分负责人进行初步文献筛选,主要排除不符合检索要求的文章,包括综述性文献等。此次制定指南,文献同时包含了相关的动物研究。待文献初步筛选后,相关负责人进行文献归类,归类依据牛津推荐意见分级(OCEBM,表2)。经过文献的初步筛选和文献归类总结后,指南制定小组陆续召开了7次全体会议,对每篇文献进行分析研究,进一步筛选,以最终入选文章进入最后的指南制定。

表2 牛津推荐意见分级(OCEBM)

推荐意见	证据级别	描述
A	1a	基于RCTs的SR(有同质性)
	1b	单个RCT研究
	1c	"全或无"证据(有治疗以前所有患者全都死亡,有治疗之后有患者能存活。或者在有治疗以前一些患者死亡,有治疗以后无患者死亡)
B	2a	基于队列研究的SR(有同质性)
	2b	单个队列研究(包括低质量RCT; 如 < 80%随访)
	3a	基于病例对照研究的SR(有同质性)
	3b	单个病例对照研究
C	4	病例报道(低质量队列研究)
D	5	专家意见或评论

需要指出的是,此次指南制定的文献依据均来自中国的相关文献,未采用国外的相关报告。在指南的文献收集、研究和分析中,我们发现国内的文献较国外相关报告存在一定的差距,这个差距主要表现在国内文献的质量不高,包括研究方法、统计分析、研究结果等。这个差距除了和发达国家的医疗水平差距有关之外,更多的在于创面治疗的患者许多在基层和非教学医院,而这些医院的研究水平较差。这也是急需制定指南的需求所在。同时也提示我们,创面诊疗工作的重心需要下沉。基于以上的原因,此次制定的指南可能存在一定的不足和需要改进的地方,我们将通过后期工作进行进一步完善,以期为我国的创面诊疗水平提高贡献一份力量。

付小兵　韩春茂　陆树良
2015年9月16日

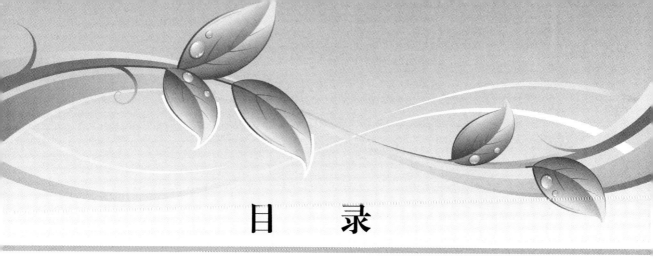

目 录

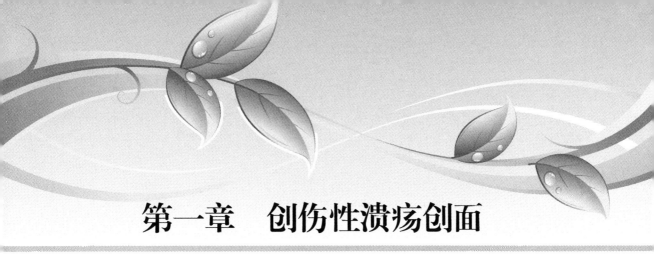

第一章 创伤性溃疡创面

第一节 背 景

创伤性溃疡是指有明确外伤史,并在此基础上发生的溃疡,临床表现依损伤性质不同而异,部位不确定。机械损伤性溃疡,常由创面处理不当、清创不彻底、换药不当引起,继发的感染、坏死及血管、神经损伤影响肉芽生长,妨碍伤口愈合。

创伤性溃疡强调手术治疗,彻底扩创后行皮瓣或植皮覆盖创面。对于溃疡不深,面积小或散在多发的创面,如烧伤后残余创面,非手术治疗也能治愈。非手术治疗的原则是控制感染,促进愈合。由于与此创伤性溃疡有关的多数论文会涉及各种慢性伤口,甚至与其他章节的慢性伤口交叉,所以本章节重点描述各种治疗方法的疗效证据和推荐。

第二节 封闭式负压引流

【证据】

2010年,王维平为评价封闭式负压引流治疗难愈性创面的临床效果,选取慢性创面患者78例。将78例慢性创面患者随机分为两组,治疗组38例,采用实用封闭式负压引流(vacuum sealing drainage, VSD)治疗;对照组40例,采用普通换药治疗。比较两组创面进入肉芽生长所需时间、治疗1周时的创面愈合率及创面愈合时间。结果显示,治疗组治疗1周时的创面愈合率高于对照组($P<0.05$),治疗组创面进入肉芽生长所需时间、创面愈合时间均较对照组缩短(均 $P<0.05$)。

2009年,赵杰回顾性分析自2007年2月至2008年8月,采用VSD治疗复杂创伤性皮肤软组织缺损23例,以评价VSD治疗复杂创伤性皮肤软组织缺损的疗效。应用持续封闭负压引流敷料覆盖创面,吸引器持续吸引治疗6~8天后,拆除敷料行二期植皮术。结果显示23例患者中21例患者使用VSD治疗后行二期植皮全部成活;2例患者行2次VSD,治疗后植皮全部成活。

2012年,赵旭为了探讨创面VSD技术在创伤患者皮肤、软组织缺损中的应用及护理。对2009年10月至2011年10月本院收治的48例创伤性皮肤、软组织缺损的患者,均行急诊彻底清创后应用VSD,治疗1周左右后行修剪直接缝合或二期植皮、皮瓣修复。结果显示34例患者持续引流1周后创面修剪直接缝合或植皮后创面愈合;8例患者经过二次植皮后创面愈合;6例患者因创伤重合并骨外露经皮瓣修复后创面愈合。未出现其他并发症。

2012年,方艳丽纳入2012年1月至2013年5月共收集安置VSD装置的65例患者分为对照组与观察组,对照组35例,采用常规持续负压吸引的方法;观察组30例,在常规方法的基础上持续予生理盐水缓慢滴注,冲洗时间为7天。结果观察组的堵管率、漏气率及术前准备的时间明显小于对照组,创面的修复疗效明显优于对照组,两组差异有统计学意义($Z=2.241, P<0.05$)。

【推荐意见】

1. 封闭式负压引流治疗创伤性难愈创面效果优于普通换药[1](B)。

2. 可控压力间断负压吸引、持续冲洗的改良封闭负压吸引技术,均可促进创面肉芽生长,缩短术前治疗时间[2](B)。

3. 持续封闭式负压引流技术能有效封闭创伤性溃疡创面,彻底清除创面的分泌物和坏死组织,改善局部微循环,刺激肉芽生长,加速创面愈合,缩短治疗时间,效果可靠[3~8](C)。

4. 持续生理盐水冲洗在治疗烧伤整形科封闭式负压引流(VSD)患者,可以降低堵管,减少换药的频率,保持创面的清洁,促进肉芽组织生长,从而缩短术前准备的时间[9](C)。

参考文献

1. 王维平,王科科,李强,等.实用封闭式负压引流治疗难愈性创面的疗效观察[J].中国普通外科杂志,2010,9:1019-1021.

2. 赵杰,辛杰,初涛,等.持续封闭负压引流技术治疗复杂创伤性皮肤软组织缺损的临床疗效观察[J].成都医学院学报,2009,1:39-40,45.

3. 马海萍,姚剑英,饶渭霞,等.负压封闭引流治疗下肢创伤性皮肤软组织缺损的围术期护理[J].实用临床医学,2011,9:110-111.

4. 赵旭,张连民.VSD封闭式负压引流在创伤性皮肤、软组织缺损中的应用及护理[J].中国医学创新,2012,17:156-157.

5. 智建勋.负压封闭引流技术在创伤性皮肤软组织缺损中的应用[J].中国医药科学,2012,20:219,221.

6. 徐剑锋.负压封闭引流技术在创伤骨科的临床应用[J].中国保健营养,2013,1:371-372.

7. 华树良,韦文,陆文忠,等.负压封闭引流技术治疗难愈性创面的效果分析[J].右江民族医学院学报,2013,1:37-38.

8. 马磊,王成新,孙卫红.VSD持续负压引流术在四肢皮肤缺损中的应用[J].新疆医学,2014,1:78-79.

9. 方艳丽,陈咏梅,刘争,等.生理盐水持续冲洗在封闭式负压引流患者中的护理效果分析[J].华西医学,2013,10:1501-1502.

第三节 高压氧治疗

【证据】

2014年,郭鹏等为了评价高压氧治疗在跟骨骨折术后预防切口不愈合的疗效,纳入2008年6月至2012年2月的100例跟骨骨折行手术治疗的病例,采用随机对照方法,分为治疗组和对照组。两组均给予换药、抗生素、理疗、中药治疗及对症处理,治疗组同时给予高压氧治疗,对照组不给高压氧治疗,经20天治疗后评定切口愈合情况。结果:治疗组切口不愈合的发生率明显低于对照组。

2004年,陈克芳回顾性分析收治难治性创面患者16例。其中腹部切口感染6例,外伤及慢性皮肤溃疡不愈7例,肛瘘术后切口不愈3例。男9例,女7例,采用高压氧联合药物治疗。对照组16例,腹部切口感染10例,外伤及慢性皮肤溃疡不愈4例,肛瘘术后、会阴感染不愈2例,局部换药及抗生素治疗。高压氧组治疗压力2.0ATA,治疗5~30次不等。结果:高压氧组治愈11例,有效5例;总有效率100%;对照组治愈5例,有效7例,无效4例,总有效率75%。

【推荐意见】

1. 高压氧治疗骨折术后伤口,能改善切口局部血液供应和局部缺氧状态,可明显减少术后切口不愈合的发生率[1](B)。

2. 采用高压氧治疗创伤后切口不愈合以及皮肤溃疡,可有效促进愈合;缩短患者切口愈合时间[1~3](C)。

参考文献

1. 郭鹏,蒋红明. 高压氧治疗预防跟骨骨折术后切口不愈合的临床观察[J]. 中国伤残医学,2014,7: 4-5.
2. 何艳斌,谢秋幼,虞容豪. 高压氧治疗顽固性皮肤溃疡1例[J]. 实用医学杂志,2006,21: 2572.
3. 纪明毅,吴荣,冯梅秀,等. 高压氧治疗下颌骨造釉细胞瘤术后切口不愈合一例[J]. 中华航海医学与高气压医学杂志,2006,2: 120.

第四节 敷料及其他药物

【证据】

2008年,王忠仁纳入创伤性皮肤缺损患者96例。采用随机、平行(常规治疗)阳性对照试验。实验组46例患者用贝复济(碱性成纤维细胞生长因子)进行创面换药治疗,对照组50例患者常规创面换药,比较两组愈合时间、创面愈合率、肉芽组织成熟程度。结果显示实验组较对照组愈合时间有统计学意义($P < 0.05$);第7天创面愈合率、肉芽组织成熟程度比较均无统计学意义($P > 0.05$);第14天和第21天,创面愈合率、肉芽组织成熟程度比较均具有统计学意义($P < 0.05$)。

2004年,房爱莲等纳入各种原因引起的难愈合创面患者67例,采用随机,对照试验。常规清创后,治疗组用rh-EGF,均匀喷雾于创面,再用凡士林油纱及干纱布覆盖包扎,每日换药0次;对照组给予常规换药。结果显示治疗组创面上皮开始生长时间平均提前3.2天,表层新生上皮有"皮岛"形成并向周围扩散爬行,与创缘新生上皮融合覆盖创面。而对照组新生上皮仅从创缘开始缓慢爬伸生长,创面渐收缩愈合。治疗组有效率为100%(36/36例),对照组为83.9%(26/31例),二者比较,差异具有统计学意义(P<0.05)。在各个观察时间点创面愈合率均具有统计学意义(P<0.05),特别是第14天,治疗组创面愈合明显加快,比对照组平均提前约5天(P<0.01)。对照组经治疗28天创面仍未愈合者改用rh-EGF治疗,20天后创面均愈合。提示rh-EGF可作用于细胞生长调节基因,促进皮肤黏膜创面组织修复。

2013年,罗凤英等纳入难愈性伤口患者80例94处。按年龄、合并疾病、伤口面积大小及所处阶段分成两组,两组在年龄、合并疾病及伤口面积差别上无统计学意义(P<0.05)。实验组征得患者同意使用贝复新(重组牛碱性成纤维细胞生长因子外用凝胶)处理,46例计53处伤口,在采取常规换药的基础上,用碘附消毒之后再用无菌生理盐水冲洗创面。后用无菌棉球或纱块擦拭创面,最后应用贝复新直接涂于清创后的创面,等待2~5分钟后覆盖适当大小的乳酸依沙吖啶溶液纱布湿敷或凡士林纱布覆盖创面后进行包扎。对照组34例计41处伤口,常规消毒,生理盐水清洗后纱布湿敷或凡士林纱布覆盖创面,窦道或无效腔清创后用干纱布条填塞做引流,外敷适当大小的消毒敷料。结果显示实验组患者换药次数明显少于对照组(P<0.05),愈合时间也明显少于对照组(P<0.05),实验组伤口愈合率明显高于对照组。

2005年,王红光等选取二级健康雌性Wistar大鼠80只,采用病例对照研究试验仪以探讨急性放射性皮肤溃疡形成早期酸性成纤维细胞生长因子及其受体的表达和意义。选取二级健康雌性Wistar大鼠80只,随机分为照射组40只、创伤组30只、正常对照组10只。照射组以^{60}Co射线50Gy单次局部照射建立急性放射性皮肤溃疡动物模型,照射部位为双后大腿、臀部及全尾;创伤组于背部制作直径1.5cm单纯皮肤伤口动物模型;正常对照组未做任何处理。采用免疫组织化学、原位杂交等方法检测创面内酸性成纤维细胞生长因子及其受体的表达。结果显示实验共纳入80只大鼠,进入结果分析73只,死亡7只。

2005年,曹卫红等纳入清洁级Wistar雌性健康大鼠115只,采用病例对照研究试验以观察血小板衍生生长因子(PDGF)-B及其受体(在急性放射性皮肤溃疡愈合过程中的动态表达,探讨急性放射性皮肤溃疡难愈合的机制。清洁级Wistar雌性健康大鼠115只,分为正常对照组(5只),照射组(55只)和创伤组(5只)3组。应用^{60}Co射线50Gy单次照射大鼠制作急性放射性皮肤溃疡致伤模型,并制作皮肤全层切割伤模型作为对照;采用免疫组织化学及原位杂交等方法,动态观察大鼠急性放射性皮肤溃疡及皮肤全层切割伤创面内PDGF-B及其β受体的表达。结果显示,与皮肤全层切割伤比较,照射后14~28天,急性放射性皮肤溃疡内PDGF-B及其β受体的表达明显减弱;照射后35~55天,表达进一步减弱。提示:急性放射性皮肤溃疡内PDGF-B及其β受体的表达减弱可能是急性放射性皮肤溃疡难愈合的机制之一。

2009年,程蓉回顾性对10例急性放射性湿性皮炎应用康惠尔水胶体敷料(主要成分是羧甲基纤维素钠)联合溃疡粉局部换药治疗急性放射性湿性皮肤炎。严格按无菌原则用消毒液消毒创面周围皮肤,用生理盐水清洗局部损伤创面,彻底清除局部坏死组织和脓性分泌物后,将溃疡粉末薄薄地均匀地撒在局部创面上,选择大于创面的水胶体敷料(主要成分是羧甲基纤维素钠)外敷创面,通过观察溃疡贴的颜色决定换药次数。同时加强健康教育和护理。结果显示本组病例10例36处创面均痊愈,最短时间为3天,最长时间为21天,平均愈合时间为13天。

2009年,樊小鹏纳入100例胫腓骨、尺桡骨及肱骨髁上骨折闭合性损伤患者,男72例,女28例;将患者随机分成预防组69例和对照组31例,2组患者在性别、年龄方面无显著性差异。预防组:患者入院后即用生理盐水清洗局部(男性患者剔除毛发,注意勿损伤皮肤),然后将康惠尔水胶体透明贴贴在骨折肿胀处5~7天,前1~2天辅以冰袋冷敷于贴膜上。伤口部位先用生理盐水清洗,再用黏膜碘消毒局部,然后再用生理盐水清洗,待干后贴上康惠尔透明贴,贴膜与皮肤紧密接触,伤口处如有渗出和汗液,被透明贴膜吸收后可变白,应及时更换。对照组常规应用冷敷预防张力性水疱,待水疱出现后,较大水疱(1cm以上)用无菌注射器在每个水疱最底部抽出液体,然后无菌棉棒轻轻挤压,让疱壁贴于皮肤,避免疱壁大面积的破坏,防止感染,抽取积液后再使用康惠尔透明贴贴于局部。结果显示在减轻创面疼痛方面预防组有明显优势,在肿胀程度、预防水疱形成、肿胀消退时间及缩短住院时间等4个方面经统计学处理,均有显著性差异($P<0.05$或0.01)。

【推荐意见】

1. 应用碱性成纤维细胞生长因子对皮肤创伤性缺损治疗具有很好的效果,可缩短愈合时间,增加创面愈合率和肉芽组织生长[1](B);重组牛碱性成纤维细胞生长因子凝胶治疗创伤性溃疡所致难愈性伤口可缩短愈合时间,提高愈合率效果良好[2](C)。在治疗创伤性溃疡时,重组人表皮生长因子(rh-EGF)可促进创面组织修复,提高愈合率[3](B)。

2. 采用水胶体敷料(主要成分是羧甲基纤维素钠)对于各类外伤性创面,包括(骨折闭合性损伤中所致张力性水疱及消除肿胀),可缩短治疗时间,明显减少换药次数,利于伤口的愈合;可能有助于减少张力性水疱及骨筋膜室综合征的发生,有效减轻患者的痛苦[4](B)。

参考文献

1. 王忠仁,刘涛,徐轩,等. 碱性成纤维细胞生长因子对创伤性皮肤缺损的临床疗效观察[J]. 中国医院药学杂志,2008,8:638-640.

2. 罗凤英,廖南妮,高木英. 贝复新在门诊难愈性伤口换药中的应用[J]. 赣南医学院学报,2013,6:961-962.

3. 房爱莲,尹仲鲁,徐禾阶. 重组人表皮生长因子治疗难愈合创面67例临床观察[J]. 山东大学学报(医学版),2004,4:495.

4. 樊小鹏,黄晓琳,陈芳.康惠尔透明贴用于预防骨科张力性水疱的护理[J].现代中西医结合杂志,2009,11:1309-1310.

第五节 组织移植

【证据】

2005年,陈伟明回顾性分析1995年1月至2004年9月,对52例小腿及足部创伤性皮肤软组织缺损的患者,采用腓肠肌肌皮瓣、小腿前外侧皮瓣、小腿外侧皮瓣、小腿内侧皮瓣、内踝上皮瓣、腓肠神经营养血管皮瓣等6种皮瓣和肌皮瓣进行修复。结果显示52例患者皮瓣全部成活,1例术后皮瓣下脓肿经切开引流愈合,3例皮瓣远端小面积局部坏死,经换药或再次手术移植皮片后创面愈合。术后随访4个月~4年,皮瓣成活良好,所修复的小腿及足恢复良好功能。

2005年,陈江萍纳入临床应用38例颈胸部慢性放射性溃疡患者,溃疡位于胸部者18例,位于颈部者20例。手术彻底清创后用上腹直肌肌皮瓣修复10例,横形腹直肌肌皮瓣修复8例,胸大肌肌皮瓣修复12例,斜方肌肌皮瓣修复8例。结果显示移植肌皮瓣全部成活痊愈。术后随访3个月至2年,效果良好,未见复发。

【推荐意见】

1. 肌皮瓣是修复难治性创面,尤其是放射性溃疡和伴有骨关节或深部重要脏器暴露的创伤性软组织缺损的最可靠方法;血液循环丰富的肌皮瓣能改善局部血液循环及营养状况,促进创面愈合,可获得满意的形态和功能[1~11,14~17](C)。

2. 岛状皮瓣和肌皮瓣修复小腿及足部创伤性软组织缺损的效果良好,应根据小腿及足部软组织情况、血管条件、创面部位,选择不同的皮瓣修复是组织愈合的关键[12,13](C)。

参考文献

1. 张恒术,沈为民,果磊,等.乳癌术后胸壁放射性损伤的治疗[J].重庆医学,2004,7:1037-1038.

2. 吴中强,关志广.腓肠浅动脉逆行岛状筋膜皮瓣急诊修复下肢创伤性皮肤软组织缺损[J].中国修复重建外科杂志,2004,4:307-308.

3. 李叶扬,梁岷,汪锦伦,等.乳癌放疗后放射性溃疡的治疗[J].中华整形外科杂志,2004,1:12-14.

4. 农庆文,张立明,刘达恩,等.应用皮瓣修复乳腺癌术后放射性溃疡[J].中国现代手术学杂志,2004,4:244-245.

5. 宋献丽.腹直肌皮瓣修复乳癌术后放射性溃疡围手术期的观察与护理10例[J].中国实用护理杂志,2004,24:26-27.

6. 康深松,张正文,翟弘峰,等.乳房劈裂瓣修复胸、背、腋部创面[J].中华整形外科杂志,2004,5:33-35.

7. 李荣清,金冶宁,王雅杰.乳腺癌保乳术后放射治疗的疗效观察[J].中华放射医学与防护杂志,2005,3:256-259.

8. 王诗波,侯春林,张伟,等. 组织瓣移位修复锁骨区创面[J]. 中国修复重建外科杂志,2005,7:517-518.

9. 刘卫华,李俊. 背阔肌肌皮瓣岛状转移修复乳腺癌术后放射性溃疡7例[J]. 航空航天医学杂志,2013,11:1362-1363.

10. 陈伟明,邓永高,叶劲,等. 岛状皮瓣和肌皮瓣修复小腿及足部创伤性皮肤软组织缺损[J]. 中国实用美容整形外科杂志,2005,3:151-153.

11. 陈江萍,邢新,季正伦,等. 应用肌皮瓣修复颈胸部慢性放射性溃疡[J]. 第二军医大学学报,2005,7:830-831.

12. 熊明根,沈少勇. 背肩部皮瓣在颈部放射性溃疡修复中的应用[J]. 中国美容医学,2004,1:41-42,132.

13. 曾运泉. 单头胸锁乳突肌皮瓣修复下颌部放射性溃疡[J]. 中华放射医学与防护杂志,2004,2:73.

14. 杨志祥,杨文峰,孙向黎,等. 腰背部放射性溃疡的临床治疗[J]. 中华放射医学与防护杂志,2004,1:46-47,50.

第六节 光与激光治疗

【证据】

2008年,杨淑民为评价氦氖激光治疗顽固性皮肤溃疡的疗效,纳入36例皮肤溃疡患者,分为治疗组25例(37个溃疡面)和对照组11例(21个溃疡面)。治疗组采用局部清创和外敷药物的同时应用氦氖激光照射治疗,对照组仅用局部清创和外敷药物。20天后,比较两组疗效。结果显示治疗组的痊愈率、有效率和痊愈平均时间明显优于对照组。

2012年,黄家财观察He-Ne激光治疗皮肤慢性溃疡的临床疗效。选取126例皮肤慢性溃疡患者,采用随机对照试验,以观察He-Ne激光治疗皮肤慢性溃疡的有效率,进而评价He-Ne激光治疗皮肤慢性溃疡的临床疗效。对照组60例采用常规清创湿敷换药治疗,治疗组66例在对照组基础上加用He-Ne激光治疗。结果显示对照组有效率51.7%,治疗组有效率92.5%,治疗组疗效优于对照组,差异有统计学意义($P<0.01$)。

2011年蒋琪霞为比较红光(red light,RL)照射与远红外线(far infra red ray,FIR)照射两种物理干预辅助伤口治疗的效果及有效作用时间;将90例伤口患者按照随机数字表法分为3组($n=30$),3组伤口的处理方法除物理干预方法与时间外均相同,分别为RL治疗20分钟(RL20组)、FIR治疗10分钟(FIR组)和RL治疗10分钟(RL10组)。治疗前后7、14、21和28天分别测量伤口温度、疼痛计分、伤口面积并计算每组伤口的缩小率和治愈率,记录愈合时间。结果3组伤口治愈率差异无统计学意义($P>0.05$),平均愈合时间差异无统计学意义($P>0.05$)。治疗28天后伤口缩小率均大于50%,提升伤口温度1~2℃,3组伤口患者治疗前后第7~28天疼痛计分减少均6分,组内比较差异有显著性统计学意义($P<0.01$),但组间比较差异无统计学意义($P>0.05$)。RL20组治疗第28天伤口面积明显缩小($P<0.01$),FIR组第14、28天伤口缩小明显($P<0.05$)。RL10组第21、28天缩小明显($P<0.05$)。

2013年何海燕等人对2012年1月至2013年1月住院的创伤患者88例的创面进行短期红光照射治疗,连续照射1周后评价创面愈合情况和疼痛缓解情况。结果创面愈合率为(64.61 ± 34.44)%,总有效率为79.55%;疼痛缓解率为(62.23 ± 24.21)%,总有效率为

92.05%。治疗后创面面积小于治疗前,疼痛程度较治疗前减轻。

【推荐意见】

1. 氦氖激光(波长632.8nm,输出功率10mW)照射治疗创伤所致顽固性皮肤溃疡疗效确切[1,2](B)。

2. 红光照射与远红外线照射辅助伤口治疗效果相当,但红光治疗具有照射均匀、穿透深度深、操作方便、安全性强等优点;照射10分钟和20分钟的效果相近。建议红光照射辅助治疗伤口每次10分钟、连续14天为宜。远红外线照射治疗以热辐射效应为主,照射时间10分钟/次、疗程根据伤口可延长14天以上[3](B);短期红光照射治疗有促进创面愈合和缓解疼痛的作用,但不同人群、不同创面的治疗方案还需进一步研究与规范化[4](C)。

参考文献

1. 杨淑民. 氦氖激光治疗顽固性皮肤溃疡的疗效分析[J]. 中国民康医学,2008,16:1837.
2. 黄家财,卢斌珠,孟双玉,等. He-Ne激光治疗皮肤慢性溃疡66例的临床观察[J]. 广西医学,2012,1:57-58.
3. 蒋琪霞,周昕,彭青,等. 红光和红外线辅助伤口治疗的照射时间与效果观察[J]. 医学研究生学报,2011,24(4):381-385.
4. 何海燕,张连阳,叶茂,等. 短期红光照射治疗对创面愈合和缓解疼痛的效果观察[J]. 解放军医药杂志,2013,25(7):20-22.

第七节　护　　理

【证据】

2012年,刘坡对中山大学附属第一医院和东莞市塘厦医院2007年1月至2011年12月老年人慢性难愈合创面患者26例的临床资料进行回顾性总结、分析;总结老年人慢性难愈合创面的特点。其中压迫性溃疡18例,创伤性溃疡6例,放射性溃疡2例。根据创面情况分别给予清创、换药、封闭负压疗法、自体皮片移植、肌皮瓣移植等方法治疗创面。结果显示经治疗创面全部愈合,其中清创、换药6例,封闭负压疗法12例,自体游离皮片移植5例,转移皮瓣3例。治疗时间4~12周。

【推荐意见】

老年患者身体状况差,能耐受且接受手术治疗比例低,加强创伤后创面护理,全身营养支持治疗,并根据创面面积、深度、感染情况等采用综合治疗和护理,具有一定意义[1](D)。

参考文献

1. 刘坡,祁少海,谢举临,等. 老年人慢性难愈合创面的治疗[J]. 中华损伤与修复杂志(电子版),2012,4:396-398.

第八节 中 药 治 疗

创伤所致慢性难愈性溃疡使用中药,如鱼腥草、五倍子、儿茶、苏木、两面针、墨旱莲、薄荷脑或象皮(制)、血余、龟甲、生地黄、当归、石膏、炉甘石、蜂蜡等可能缩短皮肤缺损的愈合时间,提高愈合质量,但尚缺乏更严格的临床试验或循证医学证据,有待进一步证实。动物实验提示,丹参等一些中药可促进放射性创伤的创面愈合,或改善愈合的质量。但同样尚缺乏更严格的实验结果和临床试验。

(程　飚　付小兵)

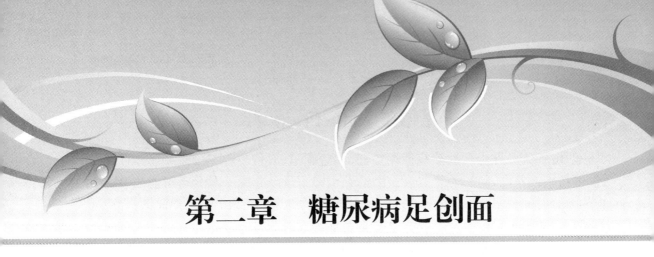

第二章 糖尿病足创面

第一节 背 景

根据世界卫生组织定义,糖尿病足(diabetic foot)是与局部神经异常和下肢远端外周血管病变相关的足部感染、溃疡和(或)深层组织破坏。国际糖尿病足工作组将糖尿病足溃疡定义为糖尿病患者踝以下的累及全层皮肤的创面,而与这种创面的病程无关。

与其他慢性创面相比,糖尿病合并创面难愈机制既有共性,又有自身特点,即糖代谢异常是诸多环节失控的基础。糖尿病患者皮肤易受损,损伤后愈合迟缓,愈合创面反复发作,创面呈现炎症修复障碍、肉芽形成不良导致组织脆弱和上皮迟滞等病理现象。一般认为,神经病变、缺血和创伤是形成糖尿病创面难愈的致病三要素。糖尿病足溃疡发病率高、危害严重,随着技术的发展及人们认识的不断深入,糖尿病足的治疗不断取得进步,新治疗方法不断涌现,目前创面处理较常用的手术有清创、植皮、皮瓣修复;技术主要有高压氧、负压、光疗、臭氧、蛆虫疗法、干细胞局部注射;材料有生长因子、敷料、血小板凝胶、组织工程皮肤;外用中成药有康复新液、京万红软膏、复方黄柏液、生肌象皮膏、肤痔清软膏、龙珠软膏、珍石烧伤膏。

第二节 手 术 篇

一、清创

【证据】

2009年,叶春婷等应用低频超声清创仪治疗糖尿病足慢性溃疡43例,患者被随机分成实验组及对照组,实验组采用低频超声清创仪清创治疗,对照组采用常规外科清创术进行局部伤口处理。结果实验组治愈率增高,愈合天数缩短,具有统计学意义。

2010年,曹瑛等应用超声清创术进行糖尿病足溃疡创面细菌清除及微循环作用的临床研究。采用随机对照法将24例分为标准治疗+普通冲洗组(ST组)、标准治疗+超声清创组(SU),各12例,发现SU组第20天平均创面愈合速率显著快于ST组,治疗后创面平均血流灌注量及经皮氧分压显著高于ST组,治疗后创面细菌量显著少于ST组。研究证实超声清创术可通过减轻伤口细菌负荷及促进创面微循环,促进糖尿病足溃疡的愈合。

2013年,陈小丽等应用超声水刀清创系统辅助治疗Wagner 2~3级的糖尿病足部皮肤溃疡62例,患者随机分为2组,对照组采用常规治疗,治疗组在其基础上使用超声水刀清创,6周一疗程。结果为超声水刀组愈合率、平均愈合时间和经皮氧分压均优于对照组,差异具有统计学意义。研究认为超声水刀清创可提高糖尿病足部皮肤溃疡的愈合率,缩短平均愈合时间,其效果可能与经皮氧分压的改善有关。

2012年,韩隆元等应用超声清创联合负压创面治疗技术治疗Wagner 3~4级糖尿病足溃疡82例,按入院顺序随机分为3组,在结合抗生素常规治疗的基础上,分别利用超声清创、负压创面治疗、超声清创与负压创面治疗联合的方式进行治疗。结果超声清创与负压创面治疗联合治疗组的创面面积缩小程度、病菌清除率、住院时间均优于其他两组,且组间差异具有统计学意义。研究认为超声清创联合负压创面治疗对糖尿病足溃疡创面治疗效果显著。

2013年,黄秀禄等应用超声清创联合负压创面治疗技术治疗Wagner 2~3级糖尿病足溃疡80例,患者被分为负压组53例和常规组27例。负压组给予超声清创和负压创面治疗技术治疗,常规组按传统方法每天予以创面换药。结果负压组治疗总有效率高于常规组。研究证实超声清创联合负压创面治疗技术治疗糖尿病足溃疡,可提高治愈率。

2014年,陆巧葱等应用超声清创术治疗Wagner 3级以下糖尿病足溃疡62例,患者被分为实验组32例和对照组30例。实验组接受超声清创机冲洗创面,对照组则采用传统清创术进行反复冲洗。结果实验组的疼痛分值、愈合时间、创面细菌平均数较对照组明显减少,创面的治疗效果和缩小率高于对照组,具有统计学意义。研究认为应用超声清创机清洗糖尿病足溃疡,可以有效清除创面病原体和异物,促进创面愈合,缩短愈合天数,增加患者舒适度。

2013年,唐祝奇等应用床旁清创治疗Wagner 3~4级糖尿病足溃疡12例。在内科综合治疗基础上,根据病情分阶段有重点地进行床旁清创治疗。结果为治愈9例,死亡1例,截趾1例,截肢1例。研究说明不需要紧急外科手术治疗的糖尿病足患者,内科综合治疗联合床旁清创可有效促进创面愈合,降低截肢率。

2013年,官士兵等应用开放性清创术治疗Wagner 2~4级糖尿病足溃疡12例。创面彻底清创后定期换药,使创面一期或二期闭合。其中8例开放性清创术后2~3周伤口直接愈合;3例二次清创缝合后2周愈合;1例应用负压创面治疗,术后2周拆除,二期扩创植皮后半个月愈合。研究认为在有效控制血糖、改善循环、防治感染的基础上,开放性清创术可有效缩短糖尿病足溃疡的病程。

2013年,张强等应用血管腔内技术联合超声清创治疗糖尿病足溃疡21例。进行下肢动脉造影及腔内治疗,并联合应用超声清创。结果21例患者下肢动脉血供均得到明显改善,除1例小腿膝下截肢、1例小趾截趾外,余19例溃疡均在20~50天内愈合。研究认为血管腔内治疗能改善糖尿病足血液灌注,超声清创对溃疡局部进行有效清创,二者结合能更快促进糖尿病足溃疡的愈合。

【推荐意见】

1. 超声清创有助于降低糖尿病足溃疡创面内细菌负荷[1~3]（B），促进创面愈合，缩短愈合时间[1~9]（B）。存在血管病变时可配合血管腔内技术[9]（C）。联合负压创面治疗也可被推荐[2,6,8]（B）。

2. 创面血运良好时，外科清创是一种可被推荐的清创技术[8]（C）。

二、植皮

【证据】

2009年，彭旦生等应用自体刃厚皮片点状游离移植术治疗Wagner 1~5级糖尿病足溃疡38例。患者经血糖控制及创面处理后，采用自体刃厚皮片点状游离移植术治疗局部溃疡。38例糖尿病足溃疡均治愈。

2010年，吴志远等应用自体游离皮片移植治疗Wagner 1~5级糖尿病足溃疡102例，均行一期局部清创、二期植皮，其中83例植皮后皮片全部成活，创面愈合出院。19例植皮创面少量皮片未成活，经换药或补植后，创面愈合出院。院外随访89例，随访时间3个月~3.5年，平均15个月。3例溃疡原位复发，5例其他部位新发溃疡，余患者病足均能自行或借助拐杖满足站立、行走等功能要求。

2011年，周杰等应用游离植皮结合负压创面治疗技术治疗糖尿病足溃疡16例，创面经过有效清创，使用负压创面治疗后，取刃厚皮片或薄中厚皮片，大块邮票状植皮后，再次使用负压创面治疗。16例患者植皮完全成活。

【推荐意见】

1. 自体游离皮片移植是治疗糖尿病足溃疡的有效方法[10~12]（C），联合应用负压创面治疗有助于伤口愈合[12]（C）。

三、皮瓣

【证据】

2013年，王罡将Wagner 2~3级糖尿病足溃疡52例随机分为两组，观察组患者均给予带腓浅神经外踝上皮瓣修复术治疗，对照组给予传统的保守治疗。观察组皮瓣均成活。随访12个月，观察组22例足背外侧有轻微麻木感。对照组12例创面愈合，14例最终选择手术，术后3例踝关节功能不佳。研究认为，带腓浅神经外踝上皮瓣可以有效修复创面，同时部分恢复修复处感觉。

2006年，吴文等应用腓肠神经营养血管皮瓣修复Wagner2级以下糖尿病足跟溃疡7例。随访4~15个月，1例因溃疡再发、坏疽导致截肢，余皮瓣质地良好，皮瓣与周围皮肤感觉无明显差别，可负重。研究认为腓肠神经营养血管逆行岛状皮瓣修复Wagner2级以下的足跟溃疡是较为理想的方法，手术操作简单易行，对高位截肢应持慎重态度。

2008年,崔勇等应用腓肠神经营养血管逆行岛状皮瓣修复糖尿病足踝部皮肤缺损共6例。5例患者随访2个月~5年,1例出现压迫性溃疡,4例成活良好,皮瓣感觉无明显恢复。研究认为选择性应用腓肠神经营养血管逆行岛状皮瓣修复糖尿病足皮肤缺损是一种保留肢体的有效选择,但应严格掌握手术适应证。

2008年,张远贵等应用皮瓣修复糖尿病足合并慢性溃疡36例,对侧小腿交叉瓣修复11例,足弓和小腿中下段截肢9例。7例皮瓣部分坏死,3例截肢断端部分皮瓣坏死,需手术修复,3例皮瓣下感染,换药后愈合。研究认为选择恰当的皮瓣修复,可以尽可能保留肢体功能和外观。

2009年,李炳辉等应用腓肠神经皮瓣移植修复糖尿病足跟部溃疡1例。术后6个月随访,外形恢复满意,皮瓣与周围皮肤感觉无明显差别,可负重。

2009年,郑介柏等应用交腿移植小腿皮神经营养血管皮瓣治疗Wagner 2~4级糖尿病足溃疡16例,均应用组合式骨外固定架固定交腿移植皮瓣,术后8个月外形保持良好。

2011年,唐继全等应用带腓浅神经外踝上皮瓣修复糖尿病足创面共13例,随访8~24个月,皮瓣外观无明显臃肿,质地良好,踝关节屈伸运动良好,仅足背外侧有麻木感。

2012年,刘雄飞等应用小腿皮神经营养皮瓣修复糖尿病足部溃疡13例,不同部位足溃疡的患者选用同侧小腿皮神经营养血管皮瓣予以修复,全部成活10例,远端边缘部分坏死3例,经换药植皮后愈合。随访1个月~2年,13例皮瓣质地良好,能负重。

2013年,付立策应用带腓浅神经踝上皮瓣修复糖尿病足创面22例分析,皮瓣全部存活。随访时间12个月。皮瓣恢复良好、质地弹性良好,无明显臃肿,踝关节功能恢复良好,移植区皮肤有感觉,轻度麻木,行走功能正常。研究认为该法既能修复创面,还能部分恢复修复处感觉。

【推荐意见】

1. 皮瓣移植可以有效地修复糖尿病足溃疡创面[13~21](B),选择恰当的皮瓣修复,可以尽可能保留肢体的功能和外观[13~21](B)。

2. 带腓浅神经踝上皮瓣有可能部分恢复术后移植区感觉功能[13,21](B)。

参考文献

1. 曹瑛,薛耀明,赖西南,等.超声清创术对糖尿病足溃疡创面细菌清除及微循环作用的临床研究[J]. 中国糖尿病杂志,2010,18(8):597-600.

2. 韩隆元,符茂雄,黄亚莲,等.超声清创联合负压吸引在糖尿病足治疗中的应用探讨[J]. 现代预防医学,2012,39(21):5713-5716.

3. 陆巧葱,陆少颜,王明珠,等.超声清创术在糖尿病足溃疡治疗中的疗效观察[J]. 中国医药科学,2014(14):7-9.

4. 叶春婷,李慧,李学锋,等.低频超声清创仪治疗糖尿病足慢性溃疡的疗效观察[J]. 中华现代护理杂志,2009,15(24):2436-2437.

5. 陈小丽,郑焱玲,曹茂华,等.超声水刀清创系统辅助治疗糖尿病足部皮肤溃疡的观察[J]. 局解手术学杂志,2013,22(1):78-79.

6. 黄秀禄,谭小燕,农月稠,等. 超声清创术联合智能负压创伤治疗技术治疗糖尿病足溃疡的护理[J]. 中国临床护理,2013,5(4):285-287.

7. 唐祝奇,顾海云,朱晓晖,等. 床旁清创治疗Wagner Ⅲ~Ⅳ级糖尿病足12例临床分析[J]. 中国实用医药,2013,8(25):95-97.

8. 官士兵,许兰伟,寇伟,等. 开放性清创术在糖尿病足溃疡治疗中的应用[J]. 山东医药,2013,53(22):28-29.

9. 张强,吴红军,栾贻涛,等. 血管腔内技术联合超声清创机治疗糖尿病足21例分析[J]. 临床普外科电子杂志,2013(4):25-27.

10. 彭旦生,沈为民. 自体刃厚皮片点状游离移植术治疗糖尿病足溃疡[J]. 重庆医科大学学报,2009,34(3):371-373.

11. 吴志远,梁杰,郭晓瑞,等. 自体游离皮片移植在糖尿病足溃疡治疗中的应用[J]. 中国组织工程研究与临床康复,2010,14(31):5845-5848.

12. 周杰,黄金华,徐刚,等. 游离植皮结合负压封闭引流技术治疗糖尿病足溃疡创面[J]. 中国烧伤创疡杂志,2011,23(1):91-92.

13. 王罡. 带腓浅神经外踝上皮瓣修复糖尿病足创面的临床体会[J]. 中国实用医药,2013,8(26):81-82.

14. 吴文,章莹,刘传芳,等. 腓肠神经营养血管皮瓣修复糖尿病足足跟溃疡7例[J]. 广东医学,2006,27(9):1356-1357.

15. 崔勇,金哲,金日,等. 腓肠神经营养血管逆行岛状皮瓣修复糖尿病足足踝部皮肤缺损[J]. 中国医药导报,2008,5(30):47-49.

16. 张远贵,段冬,金日,等. 皮瓣修复糖尿病足合并慢性溃疡形成的临床体会[J]. 海南医学院学报,2008,14(5):536-538.

17. 李炳辉,邹新华,李春亭,等. 腓肠神经皮瓣移植修复糖尿病足跟部溃疡1例[J]. 中国中西医结合外科杂志,2009,15(3):321-322.

18. 郑介柏,李斯明,王兵,等. 交腿移植小腿皮神经营养血管皮瓣治疗糖尿病足溃疡[J]. 河北医学,2009,15(3):303-305.

19. 唐继全,甘千达,罗平,等. 带腓浅神经外踝上皮瓣修复糖尿病足创面[J]. 华南国防医学杂志,2011,25(1):84-85.

20. 刘雄飞,郝超,徐昌政,等. 小腿皮神经营养皮瓣在糖尿病足部溃疡修复中的应用[J]. 疑难病杂志,2012,11(9):714-715.

21. 付立策. 带腓浅神经踝上皮瓣修复糖尿病足创面22例分析[J]. 中国实用医药,2013,8(7):69.

第三节 技 术 篇

一、高压氧

【证据】

2013年,李亚范等通过计算机检索MEDLINE、ENBase、Ovid、Cochrane数据库和中国生物医学文献数据库、维普中文科技期刊数据库、中国知网和万方数据库,筛选2012年8月之前报道的高压氧(hyperbaric oxygen,HBO)治疗糖尿病足溃疡(diabetic foot ulcer,DFU)的随机对照试验(RCT);同时手工检索杂志刊登的相关文献,必要时与作者取得联系。文献入选标准:在常规治疗的基础上,试验组采用HBO治疗,对照组采用安慰剂或空白对照。主要结局指标为创面完全愈合；次要结局指标为高位截肢或低位截肢、死亡及HBO治疗相关的不良反应。结果最终共纳入8篇符合标准的文献，共包括470例患者。Meta分析结果显示：试验组治疗结束及6周后、治疗1年后溃疡愈合率均高于对照组，治疗结束后高位截肢率低于对照组，但试验组治疗结束后低位截肢率与对照组比较，差异无统计学意义。对照组3例患者死亡，2例患者出现中耳气压伤；试验组1例患者死亡，3例患者出现中耳气压伤。结论在常规治疗的基础上加用HBO治疗可提高DFU患者溃疡愈合率，降低高位截肢率，且不良反应少，是一种安全、有效的方法。

2014年，黄荣曦等检索了Medline、Embase、CNKI和Cochrane图书馆自1966到2012年4月以高压氧辅助治疗糖尿病足溃疡的临床对照研究进行系统评价。结果最终纳入13个实验研究进行Meta分析。系统评价显示，相对于传统的常规治疗，高压氧辅助治疗提高了DFU的愈合率（RR: 2.33，95%CI: 1.51~3.60）。高压氧辅助治疗降低了DFU不愈、感染等导致的大范围截肢风险（RR: 0.29，95%CI: 0.19~0.44），但小范围截肢的风险无明显降低（$P=0.298$）。此外，与传统治疗比较，高压氧辅助治疗不良反应无明显增加。结论高压氧辅助治疗糖尿病足溃疡明显提高了溃疡的愈合率，显著减少了相关大范围截肢的风险。

2005年，修平等报道了根据糖尿病足溃疡患者就诊次序分为对照组34例，高压氧综合治疗组（HBO组）36例的一项前瞻性研究，HBO组在与对照组相同治疗的基础上采用HBO治疗，结果HBO组总有效率91.7%，对照组总有效率67.6%，HBO组明显优于对照组（$P<0.05$）。

2005年，张征宇等报道了66例糖尿病足溃疡患者，随机分为高压氧治疗组和对照组，均以饮食控制及应用胰岛素控制血糖。治疗组加高压氧治疗，10天为1个疗程，共3个疗程，每个疗程间隔2~3天。结果示治疗组总有效率84.8%，对照组63.6%，治疗组明显优于对照组（$P<0.01$）。研究认为高压氧可有效改善糖尿病足患者的供氧和营养代谢，促进皮肤修复和生长，加速溃疡愈合。

2006年，曹琳彰等报道了在常规治疗的同时，对26例糖尿病足溃疡患者予以高压氧治疗；24例糖尿病足溃疡患者作为对照组，给予常规治疗。比较治疗后的两组下肢症状改善情况及血流动力学指标。结果显示治疗组总有效率为92%，症状明显改善，血氧分压、血氧饱和度明显升高、血液凝血指标明显下降（$P<0.01$）。研究认为高压氧治疗糖尿病足溃疡效果显著。

2006年，孔磊等将68例糖尿病足溃疡患者随机分为两组：常规药物治疗组（对照组）34例，HBO综合治疗组（HBO组）34例。HBO组在综合治疗的基础上加用HBO治疗。结果HBO组总有效率91.1%，对照组总有效率67.6%，疗效满意。

2007年，赵变良对30例糖尿病足溃疡患者进行高压氧治疗，并与同期住院的20例未经高压氧治疗的糖尿病足溃疡患者相比，前者平均住院日减少4天，致残率减少22.4%。

2007年，易慧娟报道了糖尿病足溃疡192例，其中43例行常规治疗（常规组），149例在常规治疗基础上采用高压氧治疗（高压氧组），结果高压氧组显效79例，有效30例，好转率73.2%，截肢40例，截肢率26.8%，平均住院日21天。对照组显效19例，有效7例，好转率

60.5%,截肢17例,截肢率39.5%,平均住院日30.7天。两组在治愈率、截肢率均有显著性差异($P<0.05$)。研究表明高压氧治疗糖尿病足有较好疗效。

2007年,王爱芳将31例确诊为糖尿病足溃疡的患者随机分为观察组(高压氧治疗)和对照组(常规治疗)。两组均给予常规治疗,观察组在此基础上加用HBO治疗。观察组血液黏稠度显著降低,患肢血流加快;观察组总有效率88.24%,对照组总有效率78.57%。表明高压氧可以有效改善糖尿病足患者的血液循环,促进溃疡愈合。

2007年,许立民报道了选择糖尿病足溃疡68例,随机分为高压氧治疗组和对照组各34例。均采用控制血糖、营养末梢神经血管、改善循环、全身应用有效抗生素、局部清创处理等治疗措施。高压氧治疗组在上述治疗的基础上加用高压氧治疗。疗效依据Wagner分级下降情况及自觉症状改善程度评价疗效。高压氧治疗组总有效率91.1%,对照组总有效率67.6%,差异有统计学意义($P<0.05$)。表明高压氧治疗对糖尿病足溃疡有较好的康复价值。

2010年,邓绍芝报道,85例糖尿病足溃疡住院患者随机分为常规治疗组42例和高压氧治疗组43例,接受常规药物治疗或常规治疗基础上联合高压氧治疗。经过9个疗程的治疗后,高压氧治疗组溃疡愈合时间(45 ± 12)天,明显短于常规治疗组(65 ± 11)天;高压氧治疗组较常规治疗组效果明显改善($P<0.01$),血糖控制较好($P<0.01$)。结论:高压氧治疗糖尿病足溃疡效果显著,可能改善预后。

2012年,沈莺等报道了HBO组38例患者在使用抗生素及局部换药等治疗的同时,采用HBO治疗;对照组38例患者仅使用抗生素及局部换药等治疗。结果HBO组患者总有效率为97.37%,对照组总有效率76.32%,两组疗效有显著性差异($P<0.05$)。表明HBO对糖尿病足溃疡有显著的疗效,值得临床进一步研究和应用。

2012年,韦华等报道了将Wagner 3级以下糖尿病足溃疡患者96例随机分为治疗组和对照组,对照组采用糖尿病饮食、降血糖、营养神经、局部创面处理等治疗,治疗组在此基础上加用高压氧治疗。分别于治疗前、治疗8周后测定溃疡面积、经皮氧分压和血浆纤溶系统相关指标并进行比较。结果为治疗组8周后糖尿病足溃疡面愈合情况与对照组比较,治愈和好转例数及百分比均明显高于对照组,而恶化例数少于对照组,差异均有统计学意义。高压氧联合治疗可明显改善糖尿病足溃疡患者的血浆纤溶系统和创面微循环,对促进溃疡面愈合起更积极的作用。

2012年,庞宜等报道了选取糖尿病足溃疡患者50例随机分为观察组和对照组,每组各25例,两组患者均给予综合治疗,观察组在综合治疗的基础上加用高压氧治疗。两组病例在治疗前后均做IGF-1的测定,并观察糖尿病足皮损情况。结果两组患者治疗前后糖尿病足皮损改善情况均有显著性差异($P<0.05$);两组患者治疗前后IGF-1水平均有显著性差异($P<0.05$),且两组患者在治疗后的IGF-1水平具有显著性差异($P<0.05$)。结论:高压氧综合治疗对糖尿病足溃疡患者血清IGF-1水平有降低作用,且对糖尿病足患者皮损情况具有明显改善作用。

2013年,柯晓燕等报道了将60例糖尿病足溃疡患者分为两组,观察组使用传统方法治疗和高压氧治疗21天,对照组使用传统方法治疗。记录两组患者治疗前后创口变化及日胰岛素总量、C反应蛋白、D-二聚体变化。观察组治疗总有效率83.3%,对照组治疗总有效率33.3%,组间比较差异有统计学意义($P<0.05$)。两组C应蛋白、D-二聚体、日胰岛素总量均有下降,观察组明显,组间比较差异有统计学意义($P<0.05$)。结论是高压氧治疗糖尿病足能有效促进创口愈合,并能改善患者的胰岛素敏感性,减轻炎症反应,改善高凝状态。

2013年,段青梅等报道了将36例确诊为糖尿病足溃疡的患者按自愿原则分为两组,每组18例。对照组进行常规治疗,观察组在对照组的基础上行高压氧治疗,依据Wagner疗效标准进行效果评价。观察组总有效率明显优于对照组($P<0.05$),治愈时间明显缩短。结论为高压氧可以有效改善糖尿病足的血液循环,促进糖尿病足溃疡愈合,对提高患者生活质量有积极作用。

2013年,杜金等报道了36例Wagner 1~3的糖尿病足溃疡患者随机分为高压氧组和对照组,前者除接受标准治疗外还接受高压氧治疗,对照组仅接受标准治疗。在第7天及第14天,对溃疡边缘的经皮氧压和溃疡面积减少百分比进行测量和计算,同时采集溃疡组织用来测定氧化应激的相关标示物,包括ELISA法测定丙二醛、蛋白质印迹法及反转录聚合酶链式反应(RT-PCR)检测抗氧化酶,如超氧化物歧化酶(SOD)、过氧化氢酶(CAT)、谷胱甘肽过氧化物酶(GPx-1)蛋白和相关基因的表达水平。结果高压氧组溃疡边缘的经皮氧压在第7天和第14天均较同期治疗前明显升高($P<0.01$);与对照组比较,高压氧组溃疡面积直到第14天才明显减小;高压氧组丙二醛含量、SOD、CAT蛋白和基因的表达水平较对照组于治疗第14天均明显升高;GPx-1在第7天和第14天均未见明显差异。结论: 糖尿病致足部溃疡的患者,持续14天的高压氧治疗是一个有效的辅助手段,但是随着高压氧治疗时间延长也会在局部溃疡组织内引起氧化应激反应。

2013年,李文报道了152例糖尿病足溃疡患者,按随机数字表法分为治疗组和对照组,每组76例,两组患者均给予常规治疗,治疗组加用高压氧治疗,观察两组治疗效果及治疗前后创面恢复情况和腘动脉、足背动脉血流情况。治疗组总有效率为89.47%,对照组为67.11%,治疗组疗效好于对照组($P<0.05$);治疗1、2及3个疗程时,治疗组创面面积均小于对照组($P<0.05$);治疗后两组患侧腘动脉、足背动脉的峰流速度、平均流速均明显改善($P<0.05$),而治疗组患者上述指标改善更为明显($P<0.05$)。结论为高压氧辅助治疗老年糖尿病足溃疡效果显著,值得临床推广应用。

2013年,冯卓琳报道了糖尿病足溃疡患者80例分为实验组和对照组。对照组40例给予常规的内科治疗,实验组40例在对照组的基础上给予高压氧配合治疗,对比分析两组的治疗效果。对照组显效17例,有效12例,总有效率为72.5%;实验组显效26例,有效12例,总有效率为95.0%,实验组明显优于对照组,差异有统计学意义($P<0.05$)。结论为与常规内科治疗相比,高压氧配合内科综合疗法可明显提高对糖尿病足的治疗效果,并且较简单安全可靠,可明显减轻患者的痛苦,应在临床中推广应用。

2013年,凌丽华报道58例糖尿病足溃疡患者随机分为治疗组28例和对照组30例。两组均予常规综合治疗、全身及足部护理,足部溃疡面均给予清创。治疗组除以上治疗外加用高压氧3个疗程,比较两组疗效。结果治疗组总有效率96.4%,对照组总有效率70%,

治疗组疗效明显优于对照组（$P<0.01$）。结论是高压氧加内科综合治疗及加强护理对糖尿病足有一定疗效。

2014年,孙静报道了50例糖尿病足溃疡患者,根据门诊登记单双号进行随机分组,对照组25例给予常规内科治疗,治疗组25例则在对照组治疗基础上给予高压氧辅助治疗,治疗结束后对比两组疗效及治疗前后的神经传导功能改善情况。结果从疗效来看,治疗组总有效率96.0%,对照组总有效率72.0%,治疗组显著优于对照组（$P<0.05$）;从治疗前后的神经传导速度来看,两组较治疗前均有所好转,但治疗组改善情况显著优于对照组,差异具有统计学意义（$P<0.05$）。结论:高压氧辅助治疗能够有效地改善糖尿病足患者的临床症状,提高神经传导速度,疗效显著,值得临床推广。

【推荐意见】

1. 在常规治疗的基础上加用HBO治疗可提高DFU患者溃疡愈合率,降低高位截肢率,且不良反应少,是一种安全、有效的方法[1-17]（A）。

2. 高压氧可有效改善糖尿病足溃疡患者的供氧和营养代谢,促进皮肤修复和生长,加速溃疡愈合,缩短伤口愈合时间[4,6~8,14,18~21]（B）。

3. 注意随着高压氧治疗时间延长也会在局部溃疡组织内引起氧化应激反应[13]（B）。

二、负压创面治疗

【证据】

2007年,孙剑伟等选取Texas 2~3级糖尿病足溃疡患者38例40个创面,随机分组后进行彻底清创,偶数组先接受2周负压创面治疗,再接受2周盐水纱布湿敷;奇数组先接受2周盐水纱布湿敷再接受2周负压创面治疗。清创结束后,比较患者治疗前后以及前2周、后2周中负压创面治疗及盐水纱布湿敷的创面长度、宽度、深度、面积和体积变化。结果为患者治疗后创面的长度、宽度、深度、面积及体积均较治疗前显著减小（$P<0.05$）。治疗期间的前2周及后2周负压创面治疗和盐水纱布湿敷两组仅深度及体积缩小的百分率有统计学意义,负压创面治疗前后的减少百分比数值改变要大于盐水纱布湿敷。

2011年,高岚等选取Wagner 2~4级糖尿病足溃疡40例。治疗组20人,清创后采用负压创面治疗。对照组20人,采用湿性换药的方法治疗。结果为3周后治疗组治愈19人,治愈率95%,对照组20例仅1例治愈、9例显效,10例有效;治疗组伤口愈合率显著高于对照组（$P<0.001$）,治疗组可缩短创面愈合时间,缩短住院日,减少换药次数（$P<0.001$）。

2012年,阚菲烟选取糖尿病足溃疡100例,患者被分为观察组和对照组各50例。对照组采用传统换药方法,观察组采用清创结合负压创面治疗。比较2组患者在治疗过程中的疼痛、感染、焦虑、截趾情况。结果观察组患者疼痛、感染、焦虑、截趾情况显著少于对照组（$P<0.05$）,具有统计学意义。

2012年,吴开训等选取Wagner2级以上的糖尿病足溃疡43例,患者被分为对照组21例,治疗组22例,两组基础支持治疗和用药相同,对照组使用湿敷换药治疗,治疗组使用负压创面治疗。结果为治疗组痊愈率、总有效率(63.6%、95.5%)高于对照组(23.8%、85.7%)(P<0.05);溃疡愈合时间、住院费用治疗组[(20±5)天、(4356±375)元]明显少于对照组[(35±5)天、(5897±425)元;P<0.05]。

2012年,朱韶峰等选取Wagner 2~4级糖尿病足湿性坏疽42例,对照组18例进行调控血糖、全身营养支持、抗感染、局部清创换药治疗,治疗组24例在此基础上联合负压创面治疗。结果为治疗组创面平均愈合时间明显优于对照组。

2013年,朱敬等选取Wagner 2~4级糖尿病足溃疡66例,其中常规换药组27例、负压创面治疗组39例。结果为1、2、4周各时间点治疗组治疗效果及有效率均优于对照组,治愈时间较对照组缩短(P<0.01)。

2013年,于红等选取Wagner 2~4级糖尿病足溃疡75例,对照组32例每日采用标准湿性疗法处理创面,治疗组43例在对照组基础上加用负压创面治疗。结果为治疗组创面愈合率及愈合时间均优于对照组(P<0.05)。

2013年,喻自峰等选取Wagner 2级以上糖尿病足溃疡43例,硬币法随机分为对照组23例和观察组20例。对照组采用常规换药法修复创面,观察组采用创面负压治疗。结果为观察组创面修复总有效率、愈合时间[95.65%、(18.5±4.2)天]明显优于对照组[65%、(39.8±6.3)天](P<0.05)。

2013年,罗晓嘉等选取Wagner 2~4级糖尿病足溃疡60例,患者被分为治疗组30例,予负压创面治疗,对照组30例,予湿性换药的方法治疗。结果为3周后治疗组30例中临床控制28例,显效2例;对照组30例仅2例临床控制,显效11例,有效7例,无效10例。治疗效果治疗组显著高于对照组。

2013年,许荣等选取Wagner 3~4级糖尿病足溃疡50例,患者被分为观察组和对照组各25例。对照组采用常规伤口敷料进行常规换药,观察组患者采用负压创面治疗。结果为治疗前两组患者创面面积无统计学差异;治疗2周后,观察组患者总有效率(96%)显著高于对照组(76%,P<0.01);观察组治愈时间(27.1±15.1)天明显短于对照组(38.1±10.4)天(P<0.05)。

2013年,黄秀禄等选取Wagner 2~3级糖尿病足溃疡294例,清创后,观察组186例采用负压创面治疗,对照组108例采用传统换药湿敷方法治疗。结果为观察组治疗总有效率显著高于对照组(P<0.05)。

2014年,魏彦红等选取糖尿病足溃疡36例,其中对照组和实验组各18例。对照组采用常规方法治疗,实验组采用创面负压治疗。结果为实验组患者治疗后创面愈合率、患者住院时间、医疗费用显著低于对照组(P<0.05)。

2014年,陈劲等选择Wagner 2~4级糖尿病足溃疡56例,其中治疗组27例、对照组29例。治疗组采用负压创面治疗结合穿支皮瓣修复创面,对照组采用传统换药结合植皮修复。结果为治疗组穿支皮瓣移植术前有效率、首次皮瓣移植手术完全成活率均显著高于对照组(P<0.001);治疗组平均住院天数显著少于对照组(P=0.039)。

2014年,陈志军等选取Wagner 2~4级糖尿病足溃疡100例,分为观察组、对照组各50名,观察组使用创面负压治疗。结果为观察组临床治疗效果优于对照组,创面愈合速度大于对照组,统计学有显著性差异($P<0.05$)。

2014年,朱新华等选取Wagner 2级以上糖尿病足溃疡60例。传统治疗组调控血糖辅以创面换药,采用传统清创干预;负压创面治疗组采用传统治疗联合创面负压治疗,每组30例。与传统治疗组相比,负压创面治疗组在换药次数、血糖控制平稳时间、创面准备时间、愈合时间、治愈率均显著改善($P<0.05$)。

2014年,吴海生等回顾性分析Wagner 3~5级严重感染的糖尿病足溃疡183例的临床资料。其中162例在控制血糖、抗感染、开通闭塞血管、对症治疗等综合治疗基础上,采用负压创面治疗作为研究组。清创和负压创面治疗间隔3~7天重复,直到创面清洁、肉芽生长,最终瘢痕愈合或植皮愈合。21例未采用负压创面治疗患者作为对照组。结果负压创面治疗组中,2例行膝上截肢术,8例行膝下截肢术,20例行半足截肢术,132例行截趾。膝上、膝下截肢率分别为1.2%、4.9%,保肢率93.9%;照组分别为14.4%、23.8%、42.8%。研究认为在解决血液供应的基础上,负压创面治疗可以明显缩短创面愈合时间,可有效提高严重感染的糖尿病足Wagner 3级以上患者的保肢率。

【推荐意见】

1. 负压创面治疗有助于促进糖尿病足溃疡愈合[22~37](B),降低截肢率[14,22,24](B),闭塞血管开通后使用效果更佳[35](B)。

2. 负压创面治疗有助于糖尿病足溃疡伤口床的准备,以利于后期缝合创面及组织修复[34,35](B)。

三、敷料

【证据】

2006年,丁玲等将60例Wagner分级1~4级的糖尿病足溃疡分成观察组(30例)和对照组(30例),观察组用水凝胶加无菌透明薄膜换药,对照组用碘附纱条换药。结果为观察组总有效率明显优于对照组。

2006年,李庆辉将60例糖尿病足溃疡分为两组,观察组30例,采用水凝胶治疗,对照组30例,采用复合碘外用治疗。总有效率观察组明显优于对照组。

2007年,王晓春等评估清创后的糖尿病足溃疡,根据不同情况选用不同新型敷料,应用湿性愈合理论对48例糖尿病足患者进行换药,同时选取48例用传统方法处理的同类患者作为对照组。结果显示湿性愈合组出院时创面愈合率较对照组显著提高,换药次数明显减少,治疗周期明显缩短。

2007年,刘玉兰等应用系列新型敷料对13例Wagner 2~3级糖尿病足溃疡进行换药治疗,经过9~21天全部痊愈出院。

2008年,万麟应用交互式湿性敷料治疗糖尿病足溃疡68例,总治愈率为77.9%。其中Wagner 1~3级治愈率为95.2%,Wagner 4~5级治愈率为50%。

2009年,於丽红等将所观察的糖尿病足溃疡68例患者分为神经性、缺血性和混合性

3类,根据创面的不同分期采用不同的新型敷料进行换药。结果为神经性、缺血性与混合性糖尿病足的治愈率分别为85.7%、72.7%与50.0%,提示新型敷料对于不同类型的糖尿病足溃疡均有一定的疗效。

2010年,周建梅等将18例Wagner 2~4级糖尿病足溃疡分为2组,观察组9例,应用水胶体敷料换药,对照组9例,应用浸有依沙吖啶(雷夫奴尔)溶液的纱布换药,结果为观察组效果明显优于对照组。

2010年,于晓萍等将100例Wagner 1~4级糖尿病足溃疡分为2组,观察组50例,采用基础治疗+新型系列敷料;对照组50例,采用基础治疗+常规惰性敷料。结果为治疗6~8周后观察组糖尿病足溃疡痊愈率明显高于对照组。

2010年,何志忠等应用新型系统敷料对40例Wagner 1~5级糖尿病足溃疡进行局部换药。结果为痊愈35例,无效5例(其中截肢2例)。

2010年,胡惠兰等将65例糖尿病足溃疡分为2组,实验组30例,采用软聚硅酮类敷料换药,对照组35例,采用莫匹罗星和表皮因子换药。结果为实验组的愈合率明显高于对照组,平均愈合时间短于对照组,换药次数少于对照组,差异有统计学意义。

2012年,宁晓梅应用水胶体敷料对22例Wagner 1~2级糖尿病足溃疡进行换药,结果为22例全部愈合。

2012年,蓝艳将62例Wagner 1~3级糖尿病足溃疡分为2组,观察组31例,采用系列新型敷料换药,对照组31例,采用依沙吖啶(雷夫奴尔)湿敷。结果为观察组创面愈合率明显高于对照组。

2012年,蒋如玉用系列新型敷料对30例糖尿病足溃疡进行换药,结果痊愈29例,转院1例。

2012年,周红菊等将36例Wagner 1~2级糖尿病足溃疡分为2组,观察组18例,采用藻酸盐敷料换药,对照组18例,采用普通敷料换药。结果为观察组效果显著优于对照组。

2013年,陈蔚等将61例糖尿病足溃疡分为2组,观察组31例,采用活力碘联合系列新型敷料换药,对照组30例,采用浸有活力碘溶液的无菌纱布包扎。结果为观察组治愈率和总有效率优于对照组,换药次数明显少于对照组,愈合时间短于对照组。

2013年,肖群将83例糖尿病足溃疡分为2组,试验组43例,采用新型敷料,对照组40例,采用依沙吖啶(雷夫奴尔)纱条换药。结果为试验组平均愈合时间较对照组缩短,换药次数低于对照组,局部溃疡愈合率明显高于对照组,两组之间有统计学差异。

2013年,罗凤英等将50例住院糖尿病足溃疡分为2组,实验组24例,采用新型伤口敷料换药,对照组26例,采用传统换药。结果为实验组局部溃疡愈合率明显高于对照组,平均愈合时间短于对照组,换药次数少于对照组,差异均有统计学意义。

2006年,孙静敏将32例糖尿病足溃疡分为2组,观察组16例,使用含银凝胶敷料,治疗组16例,使用依沙吖啶(雷夫奴尔)或凡士林油纱。结果为观察组治愈率明显高于对照组,观察组愈合时间更短。

2007年,袁梅等将42例Wagner 2级糖尿病足溃疡分为2组,治疗组21例,采用含银凝胶敷料,对照组21例,采用无菌湿纱布。结果为治疗组愈合时间短于对照组,愈合率及总有效率高于对照组,两组间存在统计学差异。

2008年,陈蔚将34例感染性糖尿病足溃疡分为2组,治疗组16例,采用银离子敷料换药,对照组18例,采用自配纱布敷料换药。结果为治疗组总有效率高于对照组,换药次数明显小于对照组,换药费用略高于对照组。

2009年,唐蕾等将2007年就诊的200例Wagner 2级糖尿病足溃疡作为实验组,将2006年就诊的200例Wagner 2级糖尿病足溃疡作为对照组进行研究,实验组采用银离子敷料换药,对照组常规换药。结果为治疗2周后伤口愈合好转的比例、伤口处气味、更换敷料的平均时间,实验组均明显优于对照组。

2009年,吴肇章等将21例Wagner 1~5级糖尿病足溃疡分为2组,治疗组9例,使用含银凝胶敷料换药,对照组12例,使用聚维酮碘治疗。治疗4周时,治疗组较对照组创面溶痂明显。治疗4周后,治疗组创面基底坏死组织清除完毕,肉芽组织呈持续增长,创面周缘上皮化明显;对照组创面基底仍有坏死组织存留,创面较治疗组干燥。治疗8周时,治疗组创面肉芽组织生长及上皮化较对照组更为明显。

2012年,朱冬梅等将45例Wagner 2级糖尿病足溃疡分为2组,观察组24例,采用含银凝胶敷料换药,对照组21例,采用0.9%碘附纱布换药。结果为总有效率观察组高于对照组,平均住院时间观察组短于对照组,差异有统计学意义。

2012年,陆少颜等将79例Wagner 1~3级住院糖尿病足溃疡分为2组,实验组45例,采用亲水纤维银敷料换药,对照组34例,采用生理盐水纱布换药,实验组每3~5天换药1次,对照组每天换药1次。结果为实验组总有效率显著高于对照组,平均愈合时间显著短于对照组。

2013年,李华将52例糖尿病足溃疡分为2组,观察组26例,采用纳米银敷料换药,对照组26例,采用无菌脱脂纱布换药。治疗4周后,观察组痊愈率、总有效率高于对照组,两组间存在显著性差异。

2013年,宗玉如将128例Wagner 2~4级糖尿病足溃疡分为2组,观察组51例,采用亲水纤维银敷料换药,对照组77例,采用抗菌药物(莫匹罗星、阿米卡星喷剂)外用,外敷凡士林纱布换药。结果为观察组的总治愈率高于对照组,差异有统计学意义。

2013年,杨红艳用银离子敷料对40例糖尿病足溃疡进行伤口换药,结果为37例痊愈,3例明显好转后出院。

2008年,王金文等将43例糖尿病足溃疡分为2组,根据创面分期不同,选择不同敷料。干预组23例,采用银离子敷料+水凝胶,对照组20例,采用传统敷料换药治疗。结果为观察组平均愈合时间显著短于对照组。创面细菌控制,观察组优于对照组。

2012年,刘小青等将49例感染性糖尿病足溃疡分为2组,观察组26例,采用亲水纤维银联合水胶体敷料换药,对照组23例,采用传统纱布敷料换药结果为观察组感染控制率优于对照组。

2012年,黄令一等将61例Wagner 3~5级的糖尿病足溃疡分为2组,观察组32例,采用银离子敷料联合表皮生长因子换药,对照组29例,采用传统凡士林油纱条换药。结果为观察组创面平均愈合时间明显短于对照组,创面愈合率显著高于传统组,换药次数明显少于对照组,换药费用稍高于传统组。

2013年,张静等采用循证医学Meta分析的方法探讨银离子敷料联合水凝胶治疗糖尿病足溃疡的有效性,共纳入11篇RCT,包括765名糖尿病足溃疡患者,结果表明银离子敷料联合水凝胶组患者足部治疗有效性显著高于对照组,且肉芽组织生长时间短,足部溃疡愈合时间短。由于纳入研究质量及数量有限,本研究结论尚需大样本高质量临床研究进一步证实。

2013年,谷广芳等将50例糖尿病足溃疡分为2组,治疗组25例,采用银离子加泡沫敷料换药,对照组25例,采用无菌凡士林覆盖创面。结果为治疗组平均愈合时间显著短于对照组,疼痛程度明显轻于对照组。

2013年,徐华永等将Wagner 分级1~4级的84例感染性糖尿病足溃疡分为2组,治疗组42例,采用银离子敷料加清创胶换药,对照组42例采用传统换药方法。结果为治疗组总有效率显著高于对照组,创面愈合时间显著短于对照组,治疗期间两组均无不良反应发生。

2014年,宋瑞捧等将90例感染性糖尿病足溃疡分为3组,各30例,A组应用传统外敷凡士林油纱条换药,B组在A组的基础上加用银离子敷料,C组再在B基础上加用人表皮生长因子。治疗2个月后,3组治疗总有效率分别为46.67%、66.67%和86.67%,3组患者均未出现严重并发症或不良反应。

2014年,刘艳萍等将82例老年糖尿病足溃疡分为3组, A组32例,应用磺胺嘧啶银(优拓SSD)联合高压氧治疗, B组26例,常规换药加高压氧治疗,C组24例,给予常规换药。在溃疡治愈率、治愈时间、疼痛程度等方面A组、B组均优于C组,A组效果更为明显。

2014年,齐常萍等将93例Wagner 2~3级的老年糖尿病足溃疡分为2组,治疗组46例、对照组47例。在内科治疗和局部换药的基础上,治疗组外敷无机诱导活性敷料联合纳米银敷料,对照组创面覆盖0.5%碘附油纱布。结果为治疗组平均治疗时间显著短于对照组,有效率显著高于对照组。治疗组Wagner 2级有效率显著高于对照组, Wagner 3级病变有效率与对照组比较,差异无统计学意义,提示无机诱导活性敷料联合纳米银医用敷料能改善Wagner 2级糖尿病足溃疡的愈合,但对于3级以上病变效果不明显。

2008年,吴小青等采用无机诱导活性敷料对26例糖尿病足溃疡进行换药,治疗2~3周后,溃疡面积平均缩小61.7%。

2009年,吕志敏等将21例住院Wagner 1~5级糖尿病足溃疡分为2组,无机诱导活性敷料组10例和常规治疗组11例。结果为无机诱导活性敷料组治疗效果明显优于对照组,治疗组显效及有效平均时间均优于对照组。

2013年,邹湘军等将42例Wagner 1~3级糖尿病足患者分为2组,实验组21例,给予超氧化液体敷料治疗,对照组21例,给予传统换药。结果为实验组总有效率明显高于对照组,平均创面愈合时间明显短于对照组。

【推荐意见】

1. 与传统惰性敷料相比,新型保湿敷料更有助于糖尿病足溃疡的愈合[38~54](B),应根据创面的不同情况、不同时期合理选用新型保湿敷料,必要时多种敷料联合应用效果更佳[41,43,45,46,49,50,52,54](B)。

2. 含银敷料能够提高糖尿病足溃疡的愈合率,缩短愈合时间,减少换药次数[55~73](B)。银离子敷料联合水凝胶有助于促进糖尿病足溃疡愈合[65,68,70](A),银离子敷料联合其他敷料(水胶体[66]、表皮生长因子[67,71]、泡沫敷料[69]、无机诱导活性敷料[73])和高压氧[72]可能效果更佳(B)。

3. 目前临床上应用的一些敷料(如无机诱导活性敷料[74,75]、超氧化液体敷料[76]等)可能有助于糖尿病足溃疡的愈合(B),但尚需更多高质量的研究证实其有效性。

四、光疗

【证据】

2008年,王利君等应用半导体激光照射联合应用湿润烧伤膏治疗Wagner 1~5级糖尿病足溃疡150例,患者被随机分为3组,各50例。干预组进行半导体镓铝砷激光治疗(波长830nm,功率100mW,功率密度14mW/cm²,每日治疗1次,10次为1个疗程,疗程间隔5天),照射后创面涂抹湿润烧伤膏,激光对照组创面仅进行半导体激光照射,烧伤湿润膏对照组创面仅涂抹湿润烧伤膏。干预组治愈率,与激光对照组和烧伤膏对照组比较,有统计学差异。干预组平均治愈天数均少于2个对照组。半导体镓铝砷激光照射联合应用湿润烧伤膏治疗糖尿病足溃疡具有协同作用,可加快创面愈合,提高治愈率,疗效优于单纯激光照射及单纯湿润烧伤膏外涂。

2009年,崔振华等应用低强度氦-氖(He-Ne)激光照射辅助治疗Wagner 1~2级糖尿病足溃疡46例。对照组23例,常规治疗。干预组23例,在对照组的基础上给予低强度He-Ne激光(波长632.8nm,功率0~30mW。每光斑照射10~15分钟,每天1次。7~10次为1疗程,间隔5~7天可进行第二疗程)。照射辅助治疗并配合综合护理。结果综合护理配合低强度氦-氖激光照射能明显提高糖尿病足溃疡的治疗效果。

2010年,欧阳钟石等应用650nm半导体激光治疗Wagner 1~3级糖尿病足溃疡40例。干预组20例,采取传统换药+650nm半导体激光外照射治疗(波长650nm,功率500mW,照射距离20cm,光斑直径10cm,光斑覆盖整个溃疡面,照射时间15分钟,每日照射1次。10天为1个疗程。间隔3天后重复治疗,共治疗4个疗程。),对照组20例,采取传统换药。激光治疗组较传统治疗组平均治愈时间缩短,有统计学差异。

2012年,张黎娟应用氦-氖激光照射配合外科清创治疗糖尿病足溃疡24例。治疗组12例,采用清创换药辅助氦-氖激光(功率10~20mW,光源与创面距离30cm,15分钟/次,10天1个疗程)照射,对照组12例,采用清创换药治疗。治疗组痊愈率、有效率均显著高于对照组(P<0.05)。

2012年,闫秀娟应用半导体激光辅助治疗Wagner 1~3级糖尿病足溃疡40例。观察组20例,在常规治疗基础上进行半导体激光(波长650nm,输出功率500mW,照射距离20cm,光斑直径10cm,光斑覆盖整个溃疡面,照射时间15分钟,每日照射1次。)外照射,对照组20例,进行常规治疗。观察组临床疗效优于对照组,溃疡愈合时间少于对照组($P<0.01$)。

2008年,黄伟英应用红外线灯照射联合金因肽治疗Wagner 1~2级糖尿病足溃疡60例,患者分为2组,治疗组使用红外线灯联合金因肽治疗,对照组使用金因肽治疗。治疗组有效率明显优于对照组($P<0.05$)。

2008年,施美娟等使用红外线治疗Wagner 1~3级糖尿病足溃疡50例。观察组25例,为基础治疗加红外线电磁波照射(距肢体20~25cm,每天2次,每次20分钟),对照组25例,采用常规换药。观察组治愈率明显优于对照组($P<0.05$)。

2012年,张兵等应用红光照射治疗糖尿病足溃疡60例。治疗组30例,采用常规清创红光照射[波长(640 ± 10)nm,使光斑中心照射病灶部位,照射距离设为35~40cm,每次照射时间为10分钟,每天照射2次,照射后常规换药包扎,共照射4周治疗,对照组为常规清创换药。治疗组总有效率优于照组($P<0.05$)。

2012年,吴超应用高能窄谱红光照射治疗糖尿病足截肢后创面30例,对截肢患者不愈合伤口进行高能窄谱红光治疗(波长633nm,能量密度为126J/cm^2,每次照射10分钟,每日1次,10~15次为1个疗程,未愈合者间隔5~7天后行第2疗程治疗),治愈效率为96.7%。

2013年,张国平等应用红光治疗Wagner 2~4级糖尿病足溃疡患者84例。观察组在综合治疗同时行红光治疗(局部照射,每天2次,10分钟/次),对照组仅行综合治疗。观察组肉芽组织出现平均时间、14天时溃疡面缩小百分比、21天时溃疡面缩小百分比明显优于对照组($P<0.05$)。

2012年,向英应用微波治疗机治疗Wagner 1~3级糖尿病足溃疡90例。实验组45例,常规换药后微波治疗(距创面3~5cm,功率5~15W,照射温度在20~30℃,时间15~20分钟,每天2次),对照组45例,常规换药治疗。实验组患者平均愈合时间较对照组明显缩短,总有效率高于对照组($P<0.05$)。

2007年,李瑞花等应用超短波、紫外线治疗Texas 0~3级糖尿病足溃疡76例。治疗组40例,采用超短波(波长7.37nm、频率50MHz、功率50~80W,8~10分钟)、紫外线(8~10MED)联合常规治疗,常规组36例。经过3~4周治疗后,两组患者与治疗前比较,临床疗效评价治疗组总有效率明显高于常规组($P<0.05$)。两组痊愈患者中,足溃疡级别低的患者,治愈率明显增加,相同分级的患者中,治疗组足溃疡愈合时间明显短于常规组($P<0.05$)。

2010年,李湘云等应用紫外线与超短波联合治疗Wagner 1~3级糖尿病足溃疡140例。治疗组72例,采用常规治疗结合紫外线(根据创面情况选择7~10MED/4~6MED/4MED)和超短波(波长7.37nm、频率40.68MHz、功率50~80W,8~10分钟)治疗,对照组68例,常规治疗。治疗组总有效率和显效率明显优于对照组($P<0.05$)。

2010年,张晓岩等应用多种光疗照射治疗糖尿病足溃疡28例。光疗组14例,采用常规治疗同时进行远红外线(波长9.6μm,功率302W)、激光(波长810nm,功率100mW,功率密度14mW/cm^2)及紫外线(波长253.7nm,强度130μw/cm^2,根据创面情况选择10~20MED/10~15MED/6-8MED/5~6 MED/0.5~1MED)照射,对照组14例,采用常规治疗。治疗4周后,光疗组临床痊愈率明显高于对照组,创面愈合时间明显短于对照组。

【推荐意见】

在常规治疗的基础上,激光(半导体激光[77,78,79,80]、氦-氖激光[81,82])、红外线[83,84]、红光[85~86]、微波[87]、紫外线[88~90]、超短波[88,89]有助于糖尿病足溃疡愈合(B),多种光疗联合应用效果更佳[88,89,80](B),红光照射有助于糖尿病足截肢后创面的愈合[90](C)。

五、臭氧

【证据】

2008年,夏威等应用臭氧气浴辅助治疗Wagner 2~4级感染性糖尿病足溃疡57例。治疗组采用常规换药加臭氧气浴,对照组采用常规换药。治疗组创面愈合率显著高于对照组,截肢(趾)率显著低于对照组。

2012年,吴惠芳等应用医用臭氧治疗糖尿病足溃疡184例。分为臭氧治疗组119例、外科常规换药组65例。臭氧治疗组在3天、7天、14天总有效率优于外科常规换药组。观察至12周、24周时局部复发率外科常规组明显高于臭氧治疗组。

2013年,张净等应用臭氧治疗Wagner 2~4级糖尿病足溃疡50例,分为臭氧组25例和常规组例,治疗20天。臭氧组总有效率(90%)显著高于常规组(64%)(P<0.05)。臭氧组治疗创面局部组织中VEGF、TGF-β、PDGF表达显著高于常规组。臭氧治疗可以上调局部组织中VEGF、TGF-β、PDGF表达,加速溃疡愈合,提高糖尿病足溃疡的治愈率。

2009年,顾琛等应用臭氧气浴治疗Wagner 2~4级感染性糖尿病足溃疡100例。治疗组50例,采用常规治疗加臭氧气浴,对照组50例,采用常规治疗。治疗组的有效率(88%)优于对照组(68%),差异有统计学意义。

2009年,田浩等应用臭氧治疗Wagner 2~4级糖尿病足溃疡59例。治疗组30例,采用常规治疗联合臭氧气浴,对照组29例,采用常规治疗。治疗组总有效率(83.3%)高于对照组(65.5%),差异有统计学意义。

2011年,何月莲等应用臭氧气浴综合治疗感染性糖尿病足溃疡38例。实验组19例,在常规护理和治疗的基础上,加用臭氧气浴治疗及护理,对照组19例,采用常规治疗。结论为常规护理和治疗的基础上加用臭氧气浴治疗,能提高糖尿病感染性足溃疡的治愈率和总有效率。

2012年,谢可平等应用臭氧治疗糖尿病足溃疡43例。经过一个或多个疗程臭氧治疗,总有效率为88%。

【推荐意见】

局部应用臭氧有助于糖尿病足溃疡创面愈合[91~97](B)。

六、蛆虫治疗

【证据】

2011年,王爱萍等应用蛆虫清创治疗技术(MDT)治疗Wagner 2~4级的糖尿病足溃疡24例,患者被分为MDT组(9例)和传统组(15例)。MDT组在溃疡(周长、面积、体积)缩小、溃疡愈合率、细菌属种数量减少、抗生素花费等方面均明显优于传统组。

2010年,蒋克春等应用蛆虫治疗糖尿病足溃疡1例,伤口4个月痊愈。

2012年,蒋克春等应用蛆虫成功治疗糖尿病足合并慢性骨髓炎2例,结合清创换药,创面愈合。

2013年,桂冠应用无菌医用蛆治疗糖尿病足溃疡27例。经无菌蛆治疗,溃疡创面内坏死组织均被清理干净并有新鲜肉芽组织增生。在控制好血糖的情况下,12日内糖尿病足溃疡创面均愈合。

【推荐意见】

蛆虫治疗可能有助于提高溃疡愈合率,减少细菌属种数量[98~101](B);联合清创,蛆虫治疗可用于糖尿病足合并骨髓炎的治疗[100](C)。

七、干细胞

【证据】

2014年,邓利娟等将52例糖尿病足溃疡患者分为两组,自愿接受自体骨髓干细胞移植治疗的26例作为干预组,未进行自体骨髓干细胞移植治疗的26例糖尿病足溃疡患者作为对照组。对照组给予扩血管、抗感染及营养末梢神经等常规治疗;干预组在常规治疗基础上行自体骨髓干细胞移植。比较两组患者的疗效(依据Wagner分级下降、创面愈合情况及自觉症状改善状况制订评定标准)。移植4周后,干预组痊愈19例,显效5例,有效2例,无效0例,总有效率为100%;对照组痊愈9例,显效7例,有效3例,无效7例,总有效率为73%。治疗组患者在移植过程中均未出现疼痛及其他不适症状,移植4周后两组患者均无异常症状、体征出现,对照组未见不良反应发生。

骨髓间充质干细胞移植治疗糖尿病足的临床应用研究系统评价。2010年,付汉东等以30例糖尿病足患者为研究对象,观察行骨髓间充质干细胞移植治疗后,血管内皮生长因子的变化以及血管内皮生长因子mRNA的表达水平的变化,结果显示与移植治疗前相比,血管内皮生长因子和mRNA的表达水平升高。2009年,陈兵等以40例糖尿病足患者为研究对象,随机分为骨髓间充质干细胞移植治疗组22例,常规治疗组18例,结果显示,治疗后1个月,骨髓间充质干细胞移植治疗组患者肢体疼痛、冷感、间歇性跛行等症状均有改善,双下肢血管显像血流灌注增加,与常规治疗组比较差异均有显著性意义。且移植后3个月随访患者均无异常症状体征出现,血、尿、便常规检测正常,心电图和肝肾功能无特殊改变,出凝血时间正常。2011年,王秀慧等以69例糖尿病足患者为研究对象,进行骨髓间充质干细胞移植治疗,结果显示部分经清创后创面组织新鲜,给予骨髓间充质干细胞移植,结果显示,采用自体骨髓间充质干细胞移植治疗糖尿病足,患者自觉症状疼痛、发凉及间歇性跛行的评分均有明显下降,经皮氧分压和皮肤温度升高,说明干细胞移植有效,此作用在移植3个月时已经显现。在移植的短期内,多为1周内,患者自觉肢体发热、疼痛、麻木等症状减轻,皮温增高。部分病例在术中进行彻底清创、缝合并配合干细胞移植,在短期内达到1期创面愈合,缩短了治疗时间。2007年,陆德宾等报道了1例老年女性糖尿病足患者行骨髓间充质干细胞小腿肌内注射移植后,肢体症状好转,移植7天后溃疡创面基本愈合。2010年,陈玲珍等报道了1例老年女性糖尿病组患者骨髓间充质干细胞移植3个月后疼痛、冷感明显缓解,麻木症状改善,移植治疗6个月后,疼痛消失,踝肱指数明显升高,创面溃疡完全愈合,且行走间距延长,下肢动脉造影CT三维重建及彩色多普勒检查可见患肢有明显的新生侧支血管、血流明显改善。治疗过程中无心、肺、肝、肾等重要器官功能的损伤。随访14个月,未见相关并发症等不良反应发生。

【推荐意见】

自体骨髓干细胞移植可改善患者血液循环[102],改善症状[102,103],降低致残率[103],无不适症状及不良反应发生[102,103](B),促进伤口愈合[102,103](B)。

说明: 我国目前除造血干细胞(来自骨髓、动员外周血和脐带血)移植治疗白血病等疾病,以及部分卫生部和SFDA批准的干细胞治疗技术和产品正在进行临床试验外,尚未批准任何成熟的干细胞治疗技术和产品上市,且干细胞临床研究及应用的相关法规和标准尚不完善。

附:

中国细胞生物学学会干细胞生物学分会和国家干细胞与再生医学产业技术创新战略联盟就卫生部《关于开展干细胞临床研究和应用自查自纠工作的通知》发出声明,提出指导意见。

所有干细胞临床研究和应用项目

一、必须得到监管部门的批准。

二、必须按照《关于开展干细胞临床研究和应用自查自纠工作的通知》的要求,参照国际干细胞研究学会(ISSCR)《干细胞临床转化指南》进行申请和实施。

三、必须规范的完成临床前研究并经过干细胞研究相关专家委员会的严格论证和科学审查,始终接受监管部门和专家组的监督。

四、获批项目必须规范的开展临床试验研究,坚决反对任何未经证实的、以牟利为目的的干细胞治疗。

参考文献

1. 李亚范,龚艺贞,庞进军,等. 高压氧治疗糖尿病足溃疡临床疗效及安全性的Meta分析. 中国全科医学, 2013,16(20):2378-2382.

2. 黄荣曦,杨刚毅,李伶,等. 高压氧辅助治疗糖尿病足溃疡有效性及安全性的Meta分析. 中国糖尿病杂志, 2013,21(12):1081-1087.

3. 修平,李萍,任建民,等. 高压氧综合治疗糖尿病足36例. 中华航海医学与高气压医学杂志,2005,6(2): 114-115.

4. 曹琳彰,张红霞. 高压氧综合治疗糖尿病足50例效果观察. 中国民康医学,2006,18(7):564-565.

5. 孔磊,黄忠,覃少清,等. 高压氧综合治疗糖尿病足的疗效观察及护理. 护士进修杂志,2006,21(9):845-847.

6. 赵变良. 高压氧治疗糖尿病足30例的护理体会. 实用医技杂志,2007,14(28):3942.

7. 易慧娟,向铁城. 高压氧治疗糖尿病足109例疗效观察. 医学临床研究,2007,24(9):1588-1589.

8. 王爱芳. 高压氧治疗糖尿病足疗效观察. 浙江中西医结合杂志,2007,17(11):674-675.

9. 许立民. 糖尿病足高压氧与非高压氧治疗的疗效对比观察. 内科,2007,2(4):507-508.

10. 沈莹. 高压氧治疗糖尿病足的疗效分析. 中外健康文摘,2012,9(29):247.

11. 庞谊,唐晶,陈敏,等. 高压氧辅助治疗对糖尿病足溃疡患者血清胰岛素样生长因子-1的影响. 中国医药指南,2012,10(8):11-12.

12. 柯晓燕,何小洁,古东海. 高压氧治疗30例糖尿病足的疗效. 广东医学,2013,34(8):1233-1234.

13. 杜金,胥亮,高巨,等. 高压氧治疗糖尿病足溃疡的疗效及其氧化应激效应. 中华航海医学与高气压医学杂志,2013,20(6):389-393.

14. 李文. 高压氧综合治疗老年糖尿病足76例疗效观察. 广西医学,2013,35(4):473-474.

15. 冯卓林. 高压氧配合内科综合治疗糖尿病足40例临床观察. 中国当代医药,2013,20(10):30-31.

16. 凌丽华. 高压氧综合治疗糖尿病足疗效观察及护理. 中国中医药现代远程教育,2013,11(12):109-110.

17. 孙静. 不同时机高压氧治疗对早期糖尿病足的疗效观察. 中外健康文摘,2013,10(2):179-180.

18. 张征宇,付顺控,孙澍彬. 高压氧治疗糖尿病足溃疡的疗效观察. 中国基层医药,2005,8(8):1054-1055.

19. 邓绍芝. 高压氧治疗糖尿病足溃疡患者的效果观察. 护理学报,2010,17(11B):35-37.

20. 韦华,王民登,李凤玲,等. 高压氧对糖尿病足溃疡临床效果及血浆纤溶系统的影响. 重庆医学,2012,41(5):480-482.

21. 段青梅,王静,冯学祯,等. 高压氧治疗高海拔地区糖尿病足的临床观察及护理. 护士进修杂志,2013,28(1):35-36.

22. 孙剑伟,孙建辉,张春才. 真空辅助闭合技术修复糖尿病足溃疡:随机分组、两阶段交叉设计的方差分析. 中国组织工程研究与临床康复,2007,11(44):8908-8911.

23. 高岚,周文君,高小华,等. 封闭负压引流(VSD)技术治疗糖尿病足创面的疗效研究. 齐齐哈尔医学院学报,2011,32(13):2199-2200.

24. 阙菲烟. 负压封闭引流术在糖尿病足患者中的应用. 当代护士,2012(5):184-185.

25. 吴开训,谭素玲,黄锐. 封闭负压吸引技术治疗糖尿病足的疗效观察. 医药前沿,2012,2(3):54-55.

26. 朱韶峰,王晓飞,王芸,等. 负压封闭引流技术治疗糖尿病足湿性坏疽的疗效观察. 中国实用医药,2012,07(7):61-62.

27. 朱敬,刘之川. 负压封闭引流技术治疗糖尿病足疗效观察. 现代医药卫生,2013,29(13):1946-1947.

28. 于红,张迪. 负压封闭引流法用于糖尿病足溃疡的效果观察. 护理研究,2013,27(26):2919-2920.

29. 喻自峰,方志辉. 封闭式负压引流在糖尿病足治疗中应用效果观察. 中国临床保健杂志,2013,16(3):309-310.

30. 罗晓嘉,皮佑辉,陈穗生,等. 封闭负压吸引治疗糖尿病足的临床疗效观察. 现代诊断与治疗,2013,24(5):994-995.

31. 许荣,刘建平,吕维名,等. 应用VSD技术治疗糖尿病足50例临床疗效观察. 现代诊断与治疗,2013(18):4210-4211.

32. 黄秀禄,谭小燕,农月稠,等. 智能负压创伤治疗泵治疗糖尿病足溃疡的临床研究. 护士进修杂志,2013,28(22):2040-2042.

33. 魏彦红,敬平福,高东玲. 负压封闭引流治疗36例糖尿病足疗效分析. 医学信息,2014,27(6):87-88.

34. 陈劲,梁波,肖刚. 负压引流结合穿支血管皮瓣治疗糖尿病足临床疗效分析. 中国实用医刊,2014,41
（13）：50-52.

35. 陈志军,李国旭,黄至尊. 负压封闭引流技术治疗糖尿病足溃疡的临床效果分析. 广州医药,2014,45(3)：
24-26.

36. 朱新华,柴益民,叶吉忠,等. 负压封闭引流和传统修复方法促进糖尿病足愈合的比较. 中国组织工程研
究,2014,18(34)：5548-5554.

37. 吴海生,刘芳,赵琚,等. 持续负压吸引保肢技术治疗合并严重感染的糖尿病足. 中华普通外科杂志,
2014,29(8)：584-587

38. 丁玲,陈艳曙,等. 清得佳凝胶治疗老年糖尿病足的疗效观察. 实用糖尿病杂志,2006,2(3)：47-48.

39. 李庆辉. 水凝胶(清得佳)治疗糖尿病足的临床疗效分析. 河北医学,2006,12(7)：638-639.

40. 王晓春,王冰,等. 基于"湿性愈合"理论的新型敷料在搪尿病足溃疡创面处理中的应用. 现代生物医学
进展,2007,7(8)：1228-1229.

41. 刘玉兰,刘巧云. 康惠尔系列产品在糖尿病足2、3级中的应用. 实用糖尿病杂志,2008,4(2)：23-24.

42. 万麟. 德湿威湿润治疗糖尿病足68例分析. 中国误诊学杂志,2008,8(9)：2159.

43. 於丽红,张松筠,等. 新型敷料治疗不同类型糖尿病足的疗效观察. 河北医科大学学报,2009,30(5)：
497-498.

44. 周建梅,罗艳春,等. 安普贴薄膜在糖尿病足治疗护理中的疗效观察. 中国当代医药,2010,17(20)：
47-48.

45. 于晓萍,林静. 康惠尔伤口护理敷料对糖尿病足疗效分析. 中国循证心血管医学杂志,2010,02(3)：170-171.

46. 何志忠,郑晓军,等. 康惠尔系列敷料治疗糖尿病足40例疗效观察. 康惠尔系列敷料治疗糖尿病足40例
疗效观察,2010,02(28)：138.

47. 胡惠兰,陈丽静,等. 司肤泰克软聚硅酮粘胶类敷料在糖尿病足局部溃疡的应用. 临床护理杂志,2010,
09(3)：20-22.

48. 宁晓海. 多爱肤敷料在糖尿病足溃疡中的应用及护理. 全科护理,2012,10(6)1497-1498.

49. 蓝艳. 康惠尔系列敷料治疗糖尿病足溃疡的疗效观察. 中国社区医师,2012,10(307)：66-67.

50. 蒋如珏. 新型敷料治疗糖尿病足30例的疗效观察及护理. 齐齐哈尔医学院学,2012,33(21)：3011-3012.

51. 周红菊,邓瑞文,等. 藻酸盐敷料治疗糖尿病足溃疡的临床观察和护理. 护士进修杂,2012,27(13)：
1219-1221.

52. 陈蔚,梁玉,等. 活力碘联合新型敷料换药治疗糖尿病足溃疡的疗效观察. 医学临床研究,2013,30(6)：
1215-1216.

53. 肖群. 新型敷料在糖尿病足护理应用中的效果观察. 齐齐哈尔医学院学报,2013,34(20)：3108-3109.

54. 罗凤英,刘其文,等. 新型伤口护理敷料在治疗糖尿病足应用中的临床研究. 赣南医学院学报,2013,33
（1）：116-117.

55. 孙静敏. 慷舒灵凝胶治疗糖尿病足溃疡的疗效观察. 实用糖尿病杂志,2006,2(5)：49-50.

56. 袁梅,王力,等. 慷舒灵治疗糖尿病足部溃疡的临床观察. 解放军医学杂志,2007,32(7)：775.

57. 陈蔚. 银离子敷料在糖尿病足感染伤口中的应用. 中华现代护理杂志,2008,14(10)：1178-1179.

58. 唐蕾,陈亚文,等. 银离子抗菌敷料应用于糖尿病足患者的临床观察. 上海护理,2009,9(6)：50-51.

59. 吴肇章,舒斌,等. 慷舒灵凝胶在糖尿病足治疗中的临床应用. 中华损伤与修复杂志(电子版),2009,4
（4）：405-408.

60. 朱冬梅,苏明海,等. 含银抗菌敷料在治疗糖尿病足溃疡中的疗效观察. 安徽医药,2012,16(3)：371-372.

61. 陆少颜,罗少庄,等. 亲水性纤维含银敷料用于糖尿病足患者的护理. 中国实用护理杂志,2012,28(19)：
6-7.

62. 李华. 纳米银医用抗菌敷料在糖尿病足护理中的应用. 中华医院感染学杂志,2013,23(5):1162-1163.

63. 宗玉如. 爱康肤银治疗糖尿病足的疗效观察. 实用临床医药杂志,2013,17(20):110-111.

64. 杨红艳. 银离子敷料在40例糖尿病足中的应用. 内蒙古中医药,2013,32(9):7-8.

65. 王金文,严祥,等. 银离子敷料联合水凝胶局部治疗糖尿病足创面. 重庆医科大学学报,2008,33(6):747-749.

66. 刘小青,王佳,等. 亲水性纤维含银敷料联合多爱肤敷料在糖尿病足护理中的应用. 全科护理,2012,10(1):29-30.

67. 黄令一,伍丽霞,等. 银离子敷料联合表皮生长因子治疗糖尿病足感染创面的临床观察. 西部医学,2012,24(3):533-535.

68. 张静,丁彩云,等. 银离子敷料联合水凝胶治疗糖尿病足的Meta分析. 中国实用护理杂志,2013,29(29):17-21.

69. 谷广芳,李园. 银离子及泡沫敷料在糖尿病足治疗中的联系应用. 中国中医药现代远程教育,2013,11(5):116-117.

70. 徐华永,董志春. 银离子敷料加清创胶治疗糖尿病足疗效观察. 中华医院感染学杂志,2013,23(3):595-596.

71. 宋瑞捧,沈珂珂,等. 表皮生长因子联合银离子敷料治疗糖尿病足感染的临床研究。中华医院感染学杂志,2014,24(16):4033-4035.

72. 刘艳萍,田松波. 磺胺嘧啶银敷料联合高压氧治疗老年糖尿病足溃疡的临床疗效及机制. 中国老年学杂志,2014(34):3894-3896.

73. 齐常萍,牟怡平,等. 皮肤创面无机诱导活性敷料联合纳米银医用抗菌敷料治疗糖尿病患者足部慢性溃疡. 中华老年医学杂志,2014,33(6):635-637.

74. 吴小青,杨梅. 无机诱导活性敷料治疗糖尿病足26例. 中国药业,2008,17(7):57.

75. 吕志敏,黄伟光. 德莫林治疗糖尿病足临床初步观察. 重庆医学,2009,38(9):1091-1092.

76. 邹湘君. 德赛恩液体敷料治疗糖尿病足溃疡的疗效观察. 吉林医学,2013,34(35):7398-7399.

77. 王利君,卞学平,王学辉,等. 半导体激光照射联合应用湿润烧伤膏治疗糖尿病足疗效观察[J]. 中华物理医学与康复杂志,2008,30(11):778-780.

78. 欧阳钟石,李文志. 650nm半导体激光治疗糖尿病足溃疡的临床观察[J]. 临床荟萃,2010,25(16):1388-1392.

79. 闫秀娟. 糖尿病足溃疡的半导体激光辅助治疗及护理[J]. 中国美容医学,2012,21(2):330-331.

80. 张晓岩,杨学颖,朱宇,等. 光疗法治疗糖尿病足的疗效观察[J]. 中国康复,2010,25(4):290-291.

81. 崔振华,唐菲菲. 低强度He-Ne激光照射辅佐治疗糖尿病足的综合护理体会[J]. 国际医药卫生导报,2009,15(13):126-128.

82. 张黎娟. 氦氖激光照射配合外科清创治疗糖尿病足溃疡24例的疗效观察[J]. 中国社区医师(医学专业),2012,14(11):92.

83. 黄伟英. 红外线灯照射联合金因肽治疗糖尿病足30例疗效观察[J]. 内科,2008,3(5):734-735.

84. 施美娟,李玉. 局部远红外照射对老年糖尿病足的影响[J]. 中国误诊学杂志,2008,8(22):5354-5355.

85. 张兵,王强,李峥,等. 红光照射治疗糖尿病足溃疡的疗效观察[J]. 西部医学,2012,24(10):1895-1896.

86. 张国平,万又平,王冀华,等. 红光治疗糖尿病足临床研究[J]. 中国实用医药,2013,8(21):54.

87. 向英. 微波治疗机(HYJ-Ⅲ)治疗非坏疽性糖尿病足90例疗效观察[J]. 激光杂志,2012,33(3):50-51.

88. 李瑞花,刘俊江,吕秀芹,等. 超短波并紫外线与药物联合治疗糖尿病足临床研究[J]. 河北医药,2007,29(11):1170-1171.

89. 李湘云,邓爱萍,曹小军,等. 紫外线与超短波联合治疗糖尿病足的临床研究[J]. 卫生职业教育,2010,28

（20）：144-145.

90. 吴超. 高能窄谱红光照射治疗糖尿病足截肢后疗效观察[J]. 当代护士，2012，4：190.

91. 夏威，刘林，夏令杰，等. O₃气浴辅治2型糖尿病感染性足溃疡疗效观察[J]. 山东医药，2008，48（10）：44-45.

92. 吴惠芳，黄淑梅，邹萌丽，等. 医用臭氧在糖尿病足治疗护理的研究[J]. 现代护理，2012，11（12）：423.

93. 张净，薛耀明，罗祥荣. 臭氧治疗对糖尿病足患者局部组织VEGF、TGF-β、PDGF表达变化的影响研究[J]. 山西医药杂志，2013（20）：1100-1103.

94. 顾琢，姜建威，吴清华，等. 臭氧气浴治疗糖尿病感染性足溃疡临床观察[J]. 江苏大学学报（医学版），2009，19（3）：270-271.

95. 田浩，肖庆，吴良平，等. 臭氧治疗糖尿病足59例疗效观察[J]. 疑难病杂志，2009，8（12）：753-754.

96. 何月莲，甘志芹，陈世燕，等. 臭氧气浴综合治疗糖尿病感染性足溃疡的护理研究[J]. 中国医药指南，2011，9（22）：337-338.

97. 谢可平，谢士彪，田云飞，等. 臭氧治疗糖尿病足的临床应用价值[J]. 中国医药指南，2012，10（10）：622-623.

98. 王爱萍，蒋克春，蔡鹰，等. 糖尿病足溃疡治疗中MDT技术效用的研究[J]. 中华内分泌代谢杂志，2011，27（6）：482-484.

99. 蒋克春，王爱萍，王伟，等. 蛆虫治疗糖尿病足病1例[J]. 实用临床医学，2010，11（1）：40-41.

100. 蒋克春，柳岚，陈寅晨，等.蛆虫成功治疗糖尿病足合并慢性骨髓炎2例[J].临床荟萃，2012，27（15）：1363-1365.

101. 桂冠. 用无菌医用蛆治疗糖尿病足伴溃疡27例的报告[J]. 贵阳中医学院学报，2013，35（4）：封二.

102. 高延明，张路.骨髓间充质干细胞移植治疗糖尿病足过程中血管内皮生长因子的表达[J].中国组织工程研究，2013（40）：7169-7174.

103. 邓利娟，罗华山，吴豫梅，等.自体骨髓干细胞移植治疗糖尿病足的效果观察[J].中国当代医药，2014，21（20）.

第四节　材　料　篇

一、生长因子

【证据】

2007年，练映霞等对69例糖尿病足患者进行回顾性队列研究。对照组：以生理盐水洗净伤口，红外线灯照射、吹氧各30分钟，感染伤口应用有效抗生素及胰岛素湿敷。干预组：在常规基础上创面内加用表皮生长因子均匀喷湿，每天1次，约4000IU/10cm×10cm（每喷次约200IU EGF），给药剂量以创面不流失为宜。结果干预组比对照组总有效率（依据Wagner分级下降情况及自觉症状改善程度）高，创口愈合时间短。提示表皮生长因子有助于糖尿病足的康复。

2013年，李湘川把146例糖尿病足溃疡患者随机分为两组，干预组创面外喷重组人表皮生长因子2000IU/ml，每日1次，对照组外喷生理盐水，结果干预组治愈（足部溃疡面完全愈合，临床症状基本消失，肢体末梢血液循环障碍及血流明显改善）率31.5%，总体有效率93.1%显著高于对照组治愈率12.3%，总体有效率53.4%，干预组溃疡肉芽组织生长情况显著好于对照组,糖尿病足的平均愈合时间(23±2.52)天,显著低于对照组(56±3.78)天,重组表皮生长因子治疗过程中未发现有任何严重不良反应。提示重组人表皮生长因子治疗糖尿病足部溃疡具有明显的有益作用,且安全性好无副作用。

2006年,刘开渊等将53例糖尿病足患者随机分为对照组和干预组,消毒清创后,对照组以胰岛素4~8U与庆大霉素8万U、山莨菪碱针剂10mg混合液滴至患处,再用剩余药液将一小块无菌纱布浸湿,敷于患处,覆盖无菌纱布,换药每天1次;干预组除用以上几种药品外,加用金因肽喷剂内含重组人表皮生长因子,溃疡面按创面大小局部喷洒每天1次,剂量40IU/cm²均匀喷湿创面。结果干预组总治愈(足部溃疡面完全愈合临床症状基本消失肢体末梢血液循环障碍及血流明显改善)率(80%)较对照组总治愈率(42.9%)明显升高;干预组平均愈合天数(12±1.56)天,明显较对照组(19±13.02)天缩短。提示应用金因肽治疗糖尿病足患者的疗效好),平均愈合时间、病程显著缩短,平均住院周期及费用降低,可以明显改善糖尿病足患者的预后。

2014年,宋瑞捧等将2010年9月至2012年9月入院诊治的90例2型糖尿病足感染患者随机分为3组,每组各30例,A组应用传统外敷凡士林油纱条换药治疗,B组在A组基础上加用银离子敷料,C组在B组基础上再加用人表皮生长因子进行治疗,治疗2个月后,总有效(皮肤颜色、创面愈合率、感染症状)率A组46.67%,B组66.67%,C组86.67%;3组患者均未出现严重并发症或不良反应,安全性良好。提示表皮生长因子联合银离子敷料治疗糖尿病足感染可以促进创面愈合,减少感染,疗效显著且安全性高。

2011年,魏立民等将45例2级、3级糖尿病足溃疡患者随机分为3组。对照组15例,采用常规外科换药治疗;治疗组15例,在上述治疗基础上加用德湿银敷料;联合治疗组15例,使用rh-EGF局部喷洒加德湿银治疗。观察治疗8周后3组患者的疗效及安全性。结果联合治疗组伤口愈合情况及有效(皮肤颜色、创面愈合率)率(86.7%)均显著高于治疗组(66.7%)和对照组(46.7%),3组均未观察到明显皮肤过敏及其他不良反应。提示重组人表皮生长因子联合含银敷料治疗中重度糖尿病足溃疡疗效好,有加速伤口愈合的作用,且临床应用安全。

2010年,吕文魁等将82例糖尿病足患者分为两组,对照组用2.5%碘附消毒患处周围皮肤,对于浅表溃疡使用0.9%氯化钠溶液擦洗患处;对于深部溃疡要进行内部脓腔的穿通及引流,剪除坏死组织,并使用过氧化氢溶液冲洗,之后再用0.9%氯化钠溶液擦洗患处,若分泌物较多且较深,则根据需要留置引流条;干预组则在以上处置之后,将生长因子喷在溃疡面上,之后根据溃疡类型,选择使用相应的软聚硅酮泡沫敷料。结果治疗组显效(Wagner分级下降)24例,有效19例,无效5例;对照组显效13例,有效8例,无效13例;治疗组的溃疡愈合时间明显短于对照组。提示重组人表皮生长因子联合软聚硅酮泡沫敷料局部治疗糖尿病足,其溃疡愈合率高于对照组,且创面平均愈合时间(35.25±6.21)天明显短于对照组(42.49±7.08)天。

2011年,郭春兰等将95例糖尿病足溃疡感染的患者,随机分为干预组和对照组,两组同样给予基础治疗外,干预组采用0.02%高锰酸钾溶液泡足联合重组人表皮生长因子凝胶换药,对照组采用传统方法换药。结果干预组创面分泌物减少、细菌培养阳性率下降、肉芽组织生长的速度明显快于对照组;干预组50例患者,完全治愈(创面愈合和炎症情况)45例,部分有效5例,治疗时间(13.47±8.1)天;对照组45例,完全愈合29例,部分有效12例,无效4例(3例被迫截趾或截足),治疗时间(76.13±6.5)天;干预组全身使用抗菌药物的时间和用药量均比对照组时间短、用量少。提示采用高锰酸钾溶液泡足联合重组人表皮生长因子凝胶治疗糖尿病足部感染性溃疡是安全、有效的。

2008年,钟润芬等将2型糖尿病足患者48例随机分成两组,干预组在糖尿病足生肌阶段给予rhEGF(商品名金因肽)局部均匀喷湿创面,每日1次,约4000IU/10cm×10cm,再予山莨菪碱纱布覆盖创面后包扎。对照组在生肌阶段单用依沙吖啶纱布覆盖创面后包扎。均每天换药1次,至创面愈合。干预组在14、21、28天的创面愈合率均高于对照组,干预组平均愈合时间明显较对照组短。研究表明糖尿病足在生肌阶段,在全身治疗基础上,局部用金因肽、山莨菪碱治疗,可促进创面愈合,提高缓解率,降低截肢率。

2014年,何月勇等将50例伴有难治性慢性溃疡的2型糖尿病患者随机分为两组,对照组创面常规清创后刮除病理性肉芽辅以纱布覆盖保湿并及时换药,干预组在对照组治疗的基础上外喷碱性成纤维细胞生长因子,干预组和对照组创面愈合时间无显著差异,干预组第1、2、3、4周创面残余面积明显小于对照组,肉芽成熟程度明显高于对照组。加用碱性成纤维细胞生长因子的2型糖尿病难治性慢性溃疡患者相较于传统治疗方法,在创面愈合情况以及肉芽组织成熟程度方面存在明显优势。

2013年,周凤燕等将124例糖尿病足患者按溃疡分级分为干预组(外用碱性成纤维细胞生长因子)和对照组,干预组的疗效(溃疡面完全愈合:无明显瘢痕挛缩及功能障碍,局部循环良好,皮肤光泽;好转:Texas分级下降1级以上,溃疡面缩小3/5以上,皮肤颜色无光泽;无效:病变无改善或截肢)明显优于对照组,治愈时间短。提示外用碱性成纤维细胞生长因子治疗糖尿病足的效果较好。

2013年,梁晓霞将56例糖尿病足溃疡未发生感染患者随机分为两组,干预组采取外用重组人碱性成纤维细胞生长因子进行护理,对照组采取常规护理,比较两组护理效果,干预组总有效率和总满意度高于对照组(痊愈:溃疡面完全愈合,未出现功能障碍,局部循环良好,皮肤有光泽;有效:溃疡面缩小一半以上,皮肤无光泽;无效:不符合上述情况;总有效率=(痊愈例数+有效例数)/总例数×100%;总满意度=(非常满意例数+满意例数)/总例数×100%)。外用重组人碱性成纤维细胞生长因子应用于糖尿病足溃疡患者治疗护理中的效果显著,并且可提升患者满意度,临床价值较高。

2009年,徐强将41例糖尿病足患者随机分为两组,观察半个月,干预组创面给予贝复济喷涂,每日1次,并用胰岛素4U和生理盐水20ml混合液湿敷至创面愈合,对照组用山莨菪碱10mg,胰岛素4U加生理盐水20ml湿敷,每日1次,结果干预组换药后创面明显缩小,创面愈合天数明显缩短,提示成纤维细胞生长因子治疗糖尿病足溃疡有很好的疗效。

2011年,沈屹将108例糖尿病足患者随机分为两组,对照组溃疡创面清创消毒后予凡士林油纱覆盖创面,干预组溃疡创面清创后用0.9%氯化钠彻底冲洗,予贝复济喷涂创面,对照组平均愈合时间(32.8±5.5)天,干预组为(22.7±4.5)天,两组比较差异显著,干预组临床疗效显著优于对照组。提示贝复济(外用重组牛碱性成纤维细胞生长因子)

能加速创面愈合。

2005年,秦清华将92例糖尿病足溃疡患者随机分成干预组44例和对照组48例,并进行对比。干预组胰岛素加贝复济局部治疗,对照组在用内科综合治疗基础上,局部采用一般伤口包扎治疗(庆大霉素、甲硝唑等抗生素局部湿敷)。干预组痊愈率明显优于对照组:干预组有效率(86.4%)高于对照组(58.3%),平均愈合时间干预组(32±1.04)天,小于对照组(75±2.32)天。提示贝复济联合胰岛素局部运用对糖尿病足有良好的治疗作用。

2010年,罗鹏将30例2级、3级糖尿病足患者随机分为两组。对照组15例采用常规外科换药方法;干预组15例在此基础上加用贝复济局部喷洒。分别观察两组好转、显效,治愈时间。结果干预组平均好转时间、平均显效时间、平均愈合时间,均显著少于对照组。提示贝复济对2级、3级糖尿病足有加速伤口愈合的作用。

2008年,林才等将42例糖尿病足患者随机分为干预组(外用bFGF组)和对照组(不用bFGF组)各21例,干预组以1%Ag-SD霜联合bFGF局部外用,bFGF剂量150AU/cm^2,对照组创口以1%Ag-SD霜局部外用。治疗期间观察记录创面愈合率及创面色泽、渗液量及内芽生长情况并作分析。结果干预组在促进创面肉芽生长、提高创面愈合率、改善创面色泽和调节渗液量作用等方面,明显优于对照组。提示综合治疗基础上,外用重组牛碱性成纤维细胞生长因子能改善创口的愈合质量,有利于糖尿病足难愈创口的进一步修复。

2011年,易吉秀报道36例1~3级糖尿病足溃疡患者均用胰岛素强化控制血糖在理想范围内,溃疡面先用碘附清洁消毒处理,再用生理盐水冲洗,清除坏死组织,第2次用生理盐水冲洗,然后随机分为2组。干预组直接将重组人粒细胞-巨噬细胞集落刺激因子rhGM-CSF注射剂按5μg/(kg·d)沿创面周围皮下注射,每日1次;对照组常规消毒清洁创面后,用无菌凡士林纱布覆盖溃疡面,每天换药1次,2组均治疗30天。结果干预组与对照组的总有效率(分别为100.0%、83.3%;平均住院时间分别为21天、32天。研究表明rhGM-CSF局部皮下注射较常规换药可提高1~3级糖尿病足溃疡患者的总有效率,促进糖尿病足慢性创面的愈合。

2013年,王洪明等将糖尿病下肢溃疡住院患者34名,随机分为4组,分别为:联合用药8例,重组人粒细胞巨噬细胞刺激因子凝胶组8例,重组人表皮生长因子组9例,生理盐水对照组9例。联合用药组采用外用重组人粒细胞巨噬细胞刺激因子凝胶20μg和重组人表皮生长因子7201U;重组人粒细胞巨噬细胞刺激因子组采用单纯外用重组人粒细胞巨噬细胞生长因子40μg;重组人表皮生长因子组采用重组人表皮生长因子1500IU外喷;生理盐水组仅采用生理盐水擦拭创面。各组患者创面均采用敷料包扎,每日换药1次,于创面处理后的第7天和14天观察创面上皮匍行情况以及创面肉芽成熟情况,联合应用重组人粒细胞巨噬细胞刺激因子后7天创面愈合率高于其余三组,14天后创面肉芽生长情况优于其余三组,而单用重组人粒细胞巨噬细胞刺激因子第14天创面愈合率优于表皮生长因子组。说明了两种生长因子同时作用可以显著提高创面愈合率和促进创面肉芽生长。

2008年,李斌等将糖尿病难愈性创面120例随机分为观察组与对照组各60例,观察组创面应用粒细胞巨噬细胞集落刺激因子GM-CSF治疗,对照组采用常规治疗,分别于第3天、7天、14天观察创面上皮匍行后的面积及肉芽成熟程度,结果治疗第7天、14天时,治疗组上皮匍行速度及肉芽组织生长均明显优于对照组。提示GM-CSF可促进糖尿病难愈性创面愈合。

【推荐意见】

1. 表皮生长因子有助于加速创面肉芽组织生成和上皮组织的形成[1](B),使Wagner分级下降及患者自觉症状改善[2](B),提高创面愈合速度[1~3](B),未发现有任何严重不良反应[2,3](B)。可联合银离子敷料[4,5]、0.02%高锰酸钾溶液泡足[6]有效控制感染(B),还可联合软聚硅酮泡沫敷料[7](C)使用,联合山莨菪碱在糖尿病足生肌阶段使用[8](B),均能有效促进创面愈合。

2. 碱性成纤维细胞生长因子能改善创口愈合质量[9,10](B),改善局部循环[11,12](B),改善临床症状[13](B),有效缩小糖足创面面积[9,11,12](B),缩短创面愈合时间[11,13~16](B)。

3. 应用重组人粒细胞-巨噬细胞集落刺激因子(rhGM-CSF)较常规换药可促进糖尿病足溃疡1~3级患者慢性创面的愈合[17](B),促进糖尿病难愈性创面愈合[18](C),和重组表皮生长因子同时应用可以促进创面肉芽生长,提高创面愈合率[19](B)。

二、血小板凝胶

【证据】

2008年,陈海燕等报道了符合纳入标准的108例糖尿病足溃疡患者随机分为两组,并按Wagner分级分为3级,A组1级13例,2级25例,3级17例;B组1级14例,2级23例,3级16例。两组基础治疗相同,且血糖均控制良好。A组:溃疡面采用自体富血小板凝胶外敷,隔日换药。每次换药时,以外用生理盐水清洗创面,去除陈旧凝胶及脱落坏死组织,然后重新外敷自体富血小板凝胶,包扎处理。B组:采用常规方法。结果两组1级溃疡的治愈率无显著差异($P>0.05$);但溃疡愈合时间A组明显短于B组($P<0.05$);2级、3级溃疡的治愈率,A组显著高于B组(P值分别为<0.05和$P<0.01$);有效例数(以治愈和好转为有效例数)的溃疡愈合时间,A组显著短于B组($P<0.05$)。

2009年,王艳等报道了将糖尿病皮肤溃疡患者46例,随机分入APG治疗组(23例)和标准治疗组(23例)。两组患者均使用胰岛素控制血糖,严格控制血压、血脂,同时给予抗血小板、改善微循环、抗感染等一般治疗和局部溃疡创面标准处理。APG治疗组患者根据创面体积/面积用自制APG并外敷速愈乐敷料;标准治疗组直接外敷速愈乐敷料。疗程直至创面愈合、行皮瓣移植手术或观察到第12周。结果除标准治疗组失访1例,其余患者均完成试验。APG治疗组溃疡愈合率为22/23例(95.7%),总有效率为100%;标准治疗组溃疡愈合率为13/23例(56.5%),总有效率为73.9%,两组比较差异有统计学意义(P值均<0.01);Kaplan-Meier溃疡时间愈合曲线和窦道闭合曲线分析提示$P<0.05$,显示APG治疗明显优于标准治疗;治疗过程中未发现APG治疗相关副作用发生。结论为APG治疗糖尿病难治性皮肤溃疡优于标准治疗法,且治疗伴窦道的溃疡更有优势;APG治

糖尿病难治性皮肤溃疡是安全、有效、可行的。

2010年,何继东等应用计算机检索Cochrane图书馆临床对照试验数据库(2009年第3期)、MEDLINE(1978~2009年)、EMbase(1978~2009年)、OVID数据库(1978~2009年)、中国生物医学文献数据库(1978~2009年)、维普中文期刊数据库(1989~2009年)、中国期刊全文数据库(1979~2009年)、万方学位论文数据库(1978~2009年)。并手工检索相关会议论文集及查阅检索到的所有文献的参考文献,全面收集全世界关于自体富血小板凝胶治疗糖尿病足溃疡的随机对照试验。按照国际Cochrane协作网推荐的方法进行系统评价。结果共纳入4个试验包括216例患者。Meta分析结果显示:①糖尿病足溃疡愈合率:自体富血小板凝胶治疗优于常规治疗($P<0.000\,01$);②糖尿病足溃疡面积减少:自体富血小板凝胶治疗优于常规治疗($P=0.0003$);③糖尿病足溃疡愈合时间:自体富血小板凝胶治疗优于常规治疗($P<0.000\,01$);④副作用及并发症发生率:无明显治疗相关副作用及并发症的发生。结论:目前的证据表明,自体富血小板凝胶治疗糖尿病足溃疡有较好的短期疗效和安全性。

2014年,马丽选取62例糖尿病足溃疡和糖尿病皮肤慢性溃疡患者随机分为观察组和对照组,分别行APG治疗和常规治疗,对比两组患者的治疗效果和痊愈时间、治疗费用情况。APG观察组的患者治疗总有效率(93.55%),显著高于对照组(70.97%),观察组患者的愈合时间均显著短于对照组,治疗总费用观察组各分级患者均显著低于对照组($P<0.05$)。结论:APG计数治疗糖尿病足溃疡和糖尿病慢性溃疡效果显著优于常规治疗方法,可以加快患者的治疗时间,减少患者治疗费用,值得进行临床推广。

2014年,曾芳馨采用Cochmne系统评价的方法,电子检索Medline(~2014.1),EMBase(~2014.1),CBM(~2014.1),按照Cochrane系统评价的方法,逐一评价纳入研究的质量,提取有效数据。采用RevMan5软件进行Meta分析。结果共纳入5个临床随机对照试验(共1035例)。Meta分析结果显示:100μg/g剂型的rhPDGF凝胶(重组人血小板源性生长因子)可以提高神经性糖尿病足溃疡的治愈率[RR1.36,95%CI(1.16,1.61)],而30μg/g剂型的rhPDGF凝胶作用不明显[RR1.32,95%CI(0.66,2.63)]。rhPDGF凝胶可能会缩短溃疡的愈合时间,更有效地使溃疡面缩小。此外,rhPDGF凝胶没有明显的不良反应,使用比较安全。结论:在传统治疗的基础上加用rhPDGF凝胶治疗神经性糖尿病足,可以增加治愈率,缩短治愈时间,有利于使溃疡面的面积缩小。rhPDGF凝胶没有明显的不良反应。

2013年,贺赛玉等将60例糖尿病足溃疡患者随机分为观察组和对照组,对照组30例采用常规外科换药方法,观察组30例采用异体血小板凝胶治疗。观察两组治疗前后的溃疡面积收缩率、肉芽百分比、愈合时间及疼痛感的变化。观察组痊愈率70%,有效率100%,显著高于对照组。观察组溃疡面积缩小率、肉芽覆盖率显著高于对照组,愈合时间显著短于对照组($P<0.01$)。结论:同源异体富血小板凝胶治疗能够有效促进糖尿病足溃疡的愈合,缩短创面愈合时间,减少医疗成本和减轻患者痛苦,简单易行、有效。

【推荐意见】

1.用于糖尿病足慢性创面的血小板凝胶主要种类有自体富血小板凝胶,异体血小板凝胶,重组人血小板源性生长因子凝胶。自体富血小板凝胶(APG)治疗糖尿病足溃疡、糖尿病慢性溃疡、糖尿病难治性皮肤溃疡优于常规治疗法,且治疗伴窦道的溃疡更有优势[20~22];可以缩短患者的治疗时间[20,22,23](B)。

2. 在传统治疗的基础上加用重组人血小板源性生长因子凝胶(rhPDGF)凝胶治疗神经性糖尿病足溃疡,可以增加治愈率,缩短治愈时间,有利于使溃疡面的面积缩小。rhPDGF凝胶没有明显的不良反应[24](B)。

3. 同源异体富血小板凝胶治疗能够有效促进糖尿病足溃疡的愈合,缩短创面愈合时间,简单易行、有效[25](B)。

三、组织工程皮肤

【证据】

2011年,吕波等应用壳多糖组织工程皮肤治疗糖尿病足溃疡53例。患者被分为3组,常规治疗组18例,水胶体敷料组19例,壳多糖组织工程皮肤组18例。水胶体敷料组愈合率74.8% ± 4.9%与常规治疗组66.2% ± 5.6%比较,壳多糖组愈合率87.3% ± 7.2%与水胶体敷料组相比,常规治疗组与水胶体敷料组及壳多糖组织工程皮肤组之间平均愈合时间[(46.1 ± 3.9)天、(23.4 ± 4.1)天、(24.3 ± 5.3)天]相比,差异有统计学意义;水胶体敷料组及壳多糖组织工程皮肤组比较,平均愈合时间无统计学差异。

【推荐意见】

壳多糖组织工程皮肤有助于糖尿病足溃疡愈合[26](B)。

参考文献

1. 李湘川. 重组人表皮生长因子对糖尿病足部溃疡疗效的临床观察[J]. 中国保健营养(上旬刊),2013,23(3):1040-1041.

2. 练映霞,罗少庄,陈幼萍. 表皮生长因子治疗糖尿病足的护理研究[J]. 现代护理,2007,13(31).

3. 刘开渊,张芳芳,黄昭穗. 重组人表皮生长因子治疗糖尿病足疗效观察(附53例报告)[J]. 中国医师杂志,2006,8(08):2980-2981页.

4. 宋瑞捧,沈珂珂,马豪莉,等. 表皮生长因子联合银离子敷料治疗糖尿病足感染的临床研究[J]. 中华医院感染学杂志,2014(16):4033-4035.

5. 魏立民,孙素芬,宋光耀,等. 重组人表皮生长因子联合含银敷料治疗中重度糖尿病足溃疡的疗效及安全性观察[J]. 中国全科医学,2011,14(15):1637-1639.

6. 郭春兰,田玉凤. 高锰酸钾溶液联合重组人表皮生长因子凝胶治疗糖尿病足感染性溃疡的疗效[J]. 中华医院感染学杂志,2011,21(23):4961-4963.

7. 吕文魁,秦纹,孙奇. 重组人表皮生长因子联合软聚硅酮泡沫敷料治疗糖尿病足的疗效观察[J]. 新疆医学,2010,40(10):8-10.

8. 钟润芬,黄荣春,刘鹏. 金因肽与654-2联合治疗糖尿病足生肌阶段的疗效分析[J]. 内科,2008,3(02):208-209.

9. 何月勇,张蓓,王姣姣,等.碱性成纤维细胞生长因子在2型糖尿病难治性慢性溃疡患者中的临床应用[J].中国医师进修杂志,2014,37(10):66-68.

10. 林才,张鹏,罗旭,等.外用重组牛碱性成纤维细胞生长因子治疗糖尿病足难愈创口临床分析[J].临床医学,2008,28(06):33-34.

11. 周凤燕,杨斌,马付坚.外用碱性成纤维细胞生长因子在糖尿病足溃疡的疗效分析[J].右江民族医学院学报,2013,35(04):463-464.

12. 梁晓霞,赖鸿鹄,谢月霞,等.外用重组人碱性成纤维细胞生长因子治疗糖尿病足溃疡的护理观察[J].中国实用医药,2014(12):212-213.

13. 秦清华.贝复济联合胰岛素局部治疗糖尿病足疗效观察[J].重庆医学,2005,34(01):54-55.

14. 徐强.成纤维细胞生长因子治疗糖尿病足溃疡临床观察[J].中国医药导报,2009,6(20):161-161.

15. 沈屹.重组牛碱性成纤维细胞生长因子治疗糖尿病足的临床观察[J].中国基层医药,2011,18(16):2254-2255.

16. 罗鹏.贝复济治疗2级、3级糖尿病足的疗效观察[J].齐齐哈尔医学院学报,2010,31(02):227-227.

17. 易吉秀.重组人粒细胞-巨噬细胞集落刺激因子治疗早期糖尿病足溃疡疗效观察[J].中国药房,2011(10):909-911.

18. 李斌,吴晓勇,徐丽红,等.GM-CSF对糖尿病难愈性创面愈合影响的应用研究[J].中国当代医药,2008,15(4):46.

19. 王洪明,王艳艳,董玲.重组人粒细胞巨噬细胞刺激因子凝胶和重组人表皮生长因子联合应用对糖尿病下肢溃疡创面的修复作用[J].中国保健营养(上旬刊),2013(10):5528-5529.

20. 陈海燕,陈晓荣,梁燕,等.自体富血小板凝胶治疗难治性糖尿病足的疗效观察[J].护士进修杂志,2008,5(9):830-831.

21. 王艳,王椿,何利平,等.自体富血小板凝胶与标准疗法治疗糖尿病难治性皮肤溃疡的随机对照研究[J].中国糖尿病杂志,2009,17(11):822-826.

22. 马丽.自体富血小板凝胶在治疗糖尿病足和糖尿病皮肤慢性溃疡中的临床疗效观察[J].中国现代药物应用,2014,4(8):86-88.

23. 何继东,欧阳晓波,张兰,等.自体富血小板凝胶治疗糖尿病足溃疡的系统评价[J].中国循证医学杂志,2010,10(7):838-841.

24. 曾芳馨,彭祖江,田源.rhPDGF凝胶治疗神经性糖尿病足疗效和安全性系统评价[J].局解手术学杂志,2014,23(4):363-366.

25. 贺赛玉,单桂秋,范艳飞,等.同源异体富血小板凝胶治疗糖尿病足溃疡的疗效[J].广东医学,2013,34(1):129-131.

26. 吕波,吴绮楠,陈兵,等.壳多糖组织工程皮肤治疗糖尿病足性溃疡[J].局解手术学杂志,2011,20(5):501-503.

第五节 外用中成药

一、康复新液

【证据】

2010年,李自莹等观察奥扎格雷钠联合康复新液治疗86例糖尿病足溃疡的随机对照研究,常规控制血糖、感染等常规治疗的基础上,对照组给予康复新液外用,治疗组给予康复新液外用,联合奥扎格雷钠注射液静脉注射。治疗组总有效率95.35%显著高于对照72.09%($P<0.05$),显示奥扎格雷钠注射液联合康复新液治疗糖尿病足溃疡,优于单用康复新。

2013年,赵陆斌采用补阳还五汤加减联合康复新液外用治疗糖尿病足30例,治疗组总有效率为83.3%,对照组总有效率为56.7%。说明以补阳还五汤加减联合康复新液外用治疗糖尿病足在临床中具有较好的疗效。

2011年,孙法凤采用随机对照的方法将糖尿病足患者52例分为两组,治疗组采用丹参粉针与康复新液联合治疗(30例),对照组采用常规治疗(22例)。丹参粉针与康复新液联合治疗组溃疡愈合率显著快于对照组($P<0.01$),经皮氧分压、足背动脉血流速度均显著高于对照组($P<0.05$)。丹参粉针剂与康复新液联合治疗,通过改善血流动力学异常及局部创面的微循环,明显促进伴有缺血性糖尿病足的愈合。

2010年,周利治疗58例糖尿病足患者,随机分为治疗组30例和对照组28例,均在控制饮食,严格控制血糖稳定基础上采用清创、抗感染方法,治疗组丁咯地尔配合康复新液外用。对照组予庆大霉素、维生素B_{12}注射液、糜蛋白酶溶液及胰岛素的混合液喷洒。结果治疗组有效率90.0%,对照组57.1%,治疗组总有效率明显高于对照组($P<0.05$);治疗组平均创面愈合时间明显少于对照组($P<0.05$),差异有统计学意义。结论丁咯地尔联合康复新液外用治疗糖尿病足,可有效改善微循环障碍及神经病变,既能促进溃疡愈合又能缩短时间。

2013年,刘峰等观察甲钴胺联合康复新液治疗104例糖尿病足患者,随机分成治疗组54例和对照组50例,治疗组给予甲钴胺配合外用康复新治疗。结果:治疗组总有效率为92.59%,优于对照组的76.0%($P<0.05$),并且愈合时间较对照组明显缩短。甲钴胺联合康复新液能有效促进糖尿病足溃疡愈合。

2002年梁焕兰等将96例老年糖尿病足患者随机分成4组,A、B、C3组患者相应采用康复新100ml加胰岛素不同剂量(即200U、100U、300U)混合成溶液,D组患者采用生理盐水100ml加胰岛素200U混合溶波分别外敷溃疡处,经38天的治疗,发现A组愈合比其他3组效果好,溃病愈合最快,愈合率最高,用药后无一例发生并发症。康复新100ml加胰岛素200U的混合液对老年糖尿病足溃疡的治疗效果最好。

2010年,钟晓卫等选择糖尿病足溃疡患者30例,随机分为两组。治疗组15例,外用康复新液联合静脉滴注前列腺素E1脂肪乳注射液;对照组15例,给予碘附、过氧化氢溶液常规消毒包扎换药治疗;4周为1个疗程。两组患者均采用胰岛素或胰岛素联合口服药物控制血糖,抗生素控制感染,足部溃疡局部清创引流、坏死组织清除等治疗。治疗组总有效率93.3%,对照组总有效率73.3%($P<0.01$)。康复新液联合前列腺素E1脂肪乳注射治疗糖尿病足溃疡疗效优于常规西药治疗。

2006年,董健等观察22例糖尿病伴皮肤溃疡的患者54个创面使用康复新液换药与常规换药的愈合时间比较,治疗组愈合时间为($8.3±4.2$)天,对照组为($14.2±2.8$)天,两组差异显著($P<0.01$)。康复新液对糖尿病皮肤溃疡有促愈合作用。

2006年,舒继承等选择糖尿病足溃疡者52例,随机分为治疗组28例,用康复新液外用,静滴葛根素注射液,配合基础的西医治疗,如胰岛素控制血糖,有效的抗生素控制感染,对溃疡或足趾坏疽者行清创引流、坏死组织清除等治疗,4周为1个疗程。对照组仅予基础的西医治疗,方法同治疗组,4周为1个疗程。治疗组总有效率显著高于对照组($P<0.01$),尤其是疮面愈合,治疗组明显优于对照组。康复新液合葛根素注射液联合治疗糖尿病足溃疡疗效优于常规西医治疗。

2009年,亓晓晶选择糖尿病足溃疡患者60例,随机分为治疗组35例,外用康复新液联合静滴疏血通注射液;对照组25例,给予常规西药治疗;4周为1个疗程。两组患者均采用胰岛素或胰岛素联合口服药物控制血糖,抗生素控制感染,足部溃疡局部清创引流、坏死组织清除等治疗。治疗组总有效率94.3%,对照组总有效率40.4%,$P<0.01$。康复新液联合疏血通注射液治疗糖尿病足溃疡疗效优于常规西药治疗。

2010年,李丽芝等选择糖尿病足溃疡患者62例,随机分为治疗组31例,外用康复新液联合川芎嗪粉针静滴,对照组31例给予常规西药治疗,4周为1个疗程。两组患者均采用胰岛素或胰岛素联合口服药物控制血糖,抗生素控制感染,足部溃疡局部清创引流、坏死组织清除等治疗,治疗组总有效率93.5%,对照组总有效率64.5%,$P<0.01$。康复新液联合川芎嗪粉针治疗糖尿病足溃疡疗效优于常规西药治疗。

2013年,陈家友将24例糖尿病足患者随机分为治疗组与对照组,各12例。对照组红霉素软膏局部抗感染或结合分泌物细菌培养,药敏试验,全身抗感染,甲钴胺针0.5mg,静滴,1次/天,血塞通针400mg,静滴,1次/天;治疗组加用低分子肝素皮下注射7500U,隔日1次,康复新液局部湿敷(2次/天),红外线灯局部照射,25天为1个疗程。观察两组创面(渗出、肉芽组织、炎症浸润情况)治疗前后变化情况。结果治疗组12例中,痊愈7例,显效3例,有效2例,无效0例,显效率83.3%,有效率100%;对照组12例中,痊愈3例,显效4例,有效3例,无效2例,显效率58.3%,有效率83.3%,两组数据相比较,差异有显著性($P<0.05$)。糖尿病足在内外科综合治疗的基础上,给予抗凝抑制血栓形成,促进肉芽组织增生,改善局部皮温的治疗是有效的方法。

2008年,邵伟华等选择糖尿病足溃疡患者60例,随机分为两组。治疗组35例,外用康复新液联合静脉滴注盐酸丁咯地尔注射液;对照组25例,给予常规西药治疗;4周为1个疗程。两组患者均采用胰岛素或胰岛素联合口服药物控制血糖,抗生素控制感染,足部溃疡局部清创引流、坏死组织清除等治疗。治疗组总有效率94.3%,对照组总有效率40.0%,$P<0.01$。康复新液联合盐酸丁咯地尔注射液治疗糖尿病足溃疡疗效优于常规西药治疗。

2008年,裴世荣观察糖尿病足患者30例,随机分试验组15例,溃疡共18处,在内科治疗的基础上,用康复新液外敷联合远红外线局部照射治疗,对照组15例,溃疡共19处,在内科治疗的基础上,用康复新液外用湿敷。每天1次,1周为1个疗程,两组均观察2个疗程。治疗组显效1例,有效17例,无效0例,总有效率100%,对照组显效0例,有效13例,无效6例,总有效率68.42%。两组比较,差异有显著性意义($P<0.05$),两组患者治疗前后溃疡面积差值的比较,差异有显著性意义($P<0.05$)。康复新液联合远红外线局部照射治疗糖尿病足的疗效优于单独用康复新液治疗。

2014年,孙法凤等采用随机的方法将糖尿病足患者68例分为两组:治疗组采用康复新液局部外敷治疗(38例),对照组采用胰岛素加山莨菪碱外敷治疗(30例)。比较两组治疗前后溃疡愈合率、足背血流速度及经皮氧分压等情况。局部应用康复新液治疗组溃疡愈合率显著快于对照组($P<0.01$),经皮氧分压、足背动脉血流速度均显著高于对照组($P<0.05$)。局部应用康复新液治疗,能够增加局部血液供应,提高机体免疫功能,促进创面坏死组织脱落,加速创面修复,有助于糖尿病足的康复。

2011年,田文鹏等对12例常规局部换药的患者30个溃疡面(对照组)与运用康复新液换药治疗的12例患者33个溃疡面(治疗组)在愈合时间上比较其疗效。对照组溃疡创面愈合时间为(15.3±1.7)天,治疗组为(9.1±3.4)天,两组比较,差异有统计学意义($P<0.01$)。采用康复新液局部换药治疗糖尿病患者皮肤溃疡创面效果优于常规换药。

2010年,郭玉芝等将82例糖尿病合并皮肤溃疡患者随机分为观察组42例和对照组40例,在调控血糖同时,观察组采用皮肤溃疡处湿敷康复新液,对照组外涂安尔碘。结果观察组总有效率76.2%显著高于对照组55%($P<0.05$),尤其创面愈合时间(7.4±2.46)天显著缩短于对照组(13.68±2.69)天($P<0.01$)。康复新液治疗糖尿病患者皮肤溃疡有显著疗效。

2006年,龚蓬随机将患者分成两组,治疗组(康复新液组)采用康复新液治疗,对照组(依沙吖啶组)采用依沙吖啶治疗,两组进行比较。结果:在治疗3个疗程后,治疗组有效率为95.0%,对照组有效率为73.33%,在创面愈合时间康复新液组较依沙吖啶组明显缩短。康复新液有养阴生肌的作用,通过改善创面微循环,消除炎性水肿,加快创面的愈合。

2008年,丘伟中等将67例糖尿病足患者随机分为治疗组33例,采用苦碟子注射液静脉滴注,康复新液外用湿敷,中流量吹氧。对照组34例,局部湿敷胰岛素和庆大霉素。总有效率治疗组90.9%,对照组64.7%。两组比较,差异有显著性意义($P<0.05$)。Wagner分级治疗组治疗后与治疗前及与对照组治疗后比较,差异均有显著性意义($P<0.05$)。两组治疗后溃疡大小、脓性分泌物改善均较明显,与治疗前比较,差异均有显著性意义($P<0.05$)。两组治疗后溃疡面积比较,差异有显著性意义($P<0.05$)。苦碟子注射液合外用康复新液加吹氧治疗糖尿病足疗效肯定。

2012年,高春斌等将72例糖尿病足患者随机分为治疗组(36例)和对照组(36例),对照组给予常规降糖、抗感染、换药清创等治疗。治疗组加用步长脑心通胶囊口服,每次4粒,3次/日;联用康复新液,浸湿纱布外敷,每次10分钟左右,每3天1次;1个月为1个疗程;观察患者临床症状改善情况。治疗组显效率为36.1%,总有效率88.9%,对照组显效率为19.4%,总有效率69.4%;两组对照差异有统计学意义($P<0.05$),两组均未发现明显不良反应。脑心通胶囊、康复新液治疗糖尿病足有较好的疗效。

2008年,张熙洋等观察55例糖尿病足患者,随机分成治疗组28例和对照组27例,治疗组给予前列地尔联合康复新治疗。治疗组有效率89.3%,对照组有效率63.0%,两组疗效比较差异有统计学意义($P<0.05$)。前列地尔联合康复新治疗糖尿病足有明显疗效。

2008年,李颖观察62例气阴两虚挟瘀型糖尿病足患者,随机分为治疗组52例和对照组50例,均在控制饮食、严格控制血糖稳定基础上采用清创、抗感染,治疗组予外用康复新液内服消渴足愈方,对照组予外用庆大霉素和甲硝唑注射液混合,内服中汇糖脉康治疗。观察临床症状、体征及血流动力学的改善情况。治疗组治愈5例,显效17例,有效7例,无效5例,截肢0例;对照组治愈2例,显效10例,有效12例,无效6例,截肢0例。两组疗效有显著差异。外用康复新液,口服消渴足愈方可以明显改善或消除糖尿病足临床症状。

2014年,蔡美玲等对43例老年糖尿病并发皮肤溃疡108处进行动态评估,采用康复新液湿敷联合红外线照射与传统换药技术对比。43例患者伤口创面愈合总有效率为99.07%,愈合时间为(3.56±18.13)天。康复新液湿敷联合红外线照射有效缩短了患者伤口愈合时间。

【推荐意见】

1. 康复新液能促进糖尿病足溃疡的创面愈合,缩短治疗时间[1~5](B)。

2. 康复新液采用湿敷方法联合其他药物或物理方法,如红外线、奥扎格雷钠、甲硝唑、胰岛素等有助于糖尿病足溃疡治疗[6~23](D)。

二、京万红软膏

【证据】

2005年,王桂莲治疗糖尿病足Wagner 1级、2级患者33例,创面用局部山莨菪碱针剂及京万红软膏换药全部治愈。

2009年,姜玉峰等通过小鼠动物实验,证实京万红软膏在促进糖尿病慢性创面愈合速率及愈合质量方面均优于对照组复方磺胺嘧啶锌凝胶剂。

2011年,王海博等将120例糖尿病足湿性坏疽患者随机分成2组,A组使用京万红膏,根据患者伤口面积给予外敷包扎1次/天。B组使用玉红膏,换药方法及频次同A组。两组在达到去除局部伤口内坏死组织的时间方面比较差异无统计学意义,但B组患者的疼痛主诉与A组相比具有统计学意义。玉红膏及京万红膏在治疗糖尿病足湿性坏疽中达到去腐生肌目的时间上基本相同,使用京万红膏可明显降低患者局部伤口的疼痛感。

【推荐意见】

京万红软膏可能会减轻糖尿病足湿性坏疽创面疼痛[24~26]。(B)

三、复方黄柏液

【证据】

2014年,李友山等观察复方黄柏液外治216例糖尿病足溃疡湿热毒盛证患者,随机分成对照组100例外用康复新液,治疗组116例外用复方黄柏液,治疗4周。复方黄柏液较康复新液,可明显改善糖尿病足溃疡临床症状,降低晚期糖基化终末化产物及肿瘤坏死因子、白介素,提高血管内皮生长因子、表皮生长因子,复方黄柏液对糖尿病足溃疡湿热毒盛证患者治疗有效。

2011年,刘平等观察VSD技术配合复方黄柏液冲洗治疗糖尿病湿性坏疽,发现应用VSD技术配合中药冲洗疗法能有效控制创面感染,促使愈合,减轻患者换药时的痛苦及降低医务人员的工作量。

【推荐意见】

1. 复方黄柏液可能有助于糖尿病足溃疡的治疗[27](B)。

2. VSD技术配合复方黄柏液冲洗治疗糖尿病湿性坏疽可能有效[28](D)。

四、生肌象皮膏

【证据】

2008年,于勤将33例2级、3级糖尿病足溃疡随机分为对照组17例,采用常规外科换药方法治疗;观察组16例采用生肌象皮膏外敷治疗,观察组好转时间平均(3.0±0.8)天、显效时间平均(7.0±1.4)天、愈合时间平均(30.0±5.8)天,均显著少于对照组($P<0.01$)。生肌象皮膏对2级、3级糖尿病足溃疡有加速伤口愈合的作用。

2006年,付留俊等观察糖尿病足部溃疡患者56例,治疗组34例,对照组22例,治疗组总有效率89.24%,对照组总有效率68.18%,生肌象皮膏外敷能加速糖尿病足部溃疡创面愈合,提高治愈率。

2009年,东家茂治疗糖尿病足溃疡23例,通过控制原发病、抗感染、对溃疡创面及坏疽足趾进行清创,创面敷以生肌象皮膏治疗。溃疡创面肉芽生长迅速,愈合快。

【推荐意见】

生肌象皮膏可能有促进糖尿病足创面愈合作用[29~31](C)。

五、肤痔清软膏

【证据】

2009年,朱明芳等在综合治疗基础上,采用肤痔清软膏创面换药,并与提脓丹、西药胰岛素合庆大霉素溶液对照组进行比较。肤痔清软膏治疗组总有效率93.3%,明显优于其他两组对照组的82.8%和64.3%。肤痔清软膏具有祛腐生肌作用,治疗1~3级糖尿病足有明显疗效。

【推荐意见】

肤痔清软膏可能有促进糖尿病足创面愈合作用[32](C)。

六、龙珠软膏

【证据】

2008年,安世兴等对24例糖尿病足溃疡患者,随机分成对照组,常规使用胰岛素控制血糖、抗感染、活血化瘀、清创包扎.,治疗组加用龙珠软膏涂抹并包扎。治疗组患者糖尿病足溃疡创面的愈合速度明显快于对照组($P<0.05$)。龙珠软膏可促进糖尿病足的溃疡创面的愈合,减轻创面局部疼痛等症状。

【推荐意见】

龙珠软膏可能有促进糖尿病足创面愈合作用[33](C)。

七、珍石烧伤膏

【证据】

2009年,李凡等治疗糖尿病足部溃疡患者80例,治疗组50例用珍石烧伤膏外敷,对照组30例碘附常规换药。治疗组临床治愈35例,显效7例,好转2例,无效6例,总有效率88%;对照组临床治愈15例,显效3例,好转1例,无效11例,总有效率63.33%。两组差异有显著意义($P<0.05$),珍石烧伤膏可促进糖尿病足的溃疡创面的愈合。

【推荐意见】

珍石烧伤膏可能有促进糖尿病足创面愈合作用[34](C)。

参考文献

1. 董健,何平红,兰莉,等.康复新液对糖尿病患者皮肤溃疡创面的促愈作用[J].华西药学杂志,2006,21(5):501.

2. 孙法凤,宫维峰.康复新液纱布湿敷治疗缺血性糖尿病足38例疗效观察[J].中国实用医药,2014,9(5):16-17.

3. 田文鹏,龙本丹,王茹.康复新液治疗糖尿病患者皮肤溃疡创面的疗效观察[J].贵阳医学院学报,2011,36(1):93-97.

4. 郭玉芝,侯海萍,陈伟娟,等.康复新液治疗糖尿病患者皮肤溃疡的疗效观察[J].当代护士,2010,3:18-19.

5. 龚蓬.康复新液治疗糖尿病足120例[J].中医外治杂志,2006,15(4):26-27.

6. 李自莹,张葵,何粉仙.奥扎格雷钠联合康复新液在糖尿病足溃疡治疗中的应用[J].中国误诊学杂志,2010,10(9):2096-2097.

7. 赵陆斌.补阳还五汤加减联合康复新液治疗糖尿病足30例[J].浙江中医杂志,2013,48(10):727

8. 孙法凤.丹参粉针与康复新液联合治疗伴有缺血性糖尿病足疗效观察[J].当代医学,2011,17(9):146-147.

9. 周利.丁咯地尔联合康复新液外用治疗糖尿病足30例疗效观察[J].四川医学,2010,31(8):1141-1142.

10. 刘峰,张朝云,汤佳珍,等.甲钴胺联合康复新治疗糖尿病足的疗效观察[J].中西医结合心脑血管病杂志,2013,11(8):1021-1022.

11. 梁焕兰,卢少萍,关月嫦.康复新加胰岛素外敷治疗老年糖尿病足的临床观察及护理[J].广东医学,2002,23(4):437-438.

12. 钟晓卫,付徐泉,李莎,等.康复新联合前列腺素E1脂肪乳注射液治疗糖尿病足溃疡疗效观察[J].四川医学,2010,3l(4):448-450.

13. 舒继承,耿辉,徐加林.康复新液合葛根素注射液联合治疗糖尿病足溃疡疗效观察[J].现代中西医结合杂志,2006,15(5):592-593.

14. 亓晓晶.康复新液和疏血通注射液治疗糖尿病足溃疡的临床疗效[J].中国社区医师·医学专业半月刊,2009,11(224):133.

15. 李丽芝,于风云.康复新液联合川芎嗪粉针治疗糖尿病足溃疡疗效观察[J].医学信息,2010,7:1858

16. 陈家友.康复新液联合低分子肝素治疗糖尿病足的疗效观察[J].中国临床医生,2013,41(7):74

17. 邵伟华,赵鹏飞.康复新液联合盐酸丁咯地尔注射液治疗糖尿病足溃疡[J].疗效观察.中国医院用药评价与分析,2008,8(8):621-622.

18. 裴世荣,郝平,周洁松,等.康复新液联合远红外线照射治疗糖尿病足的临床研究[J].中国美容医学,2008,17(12):1738-1741.

19. 丘伟中,闵存云.苦碟子注射液合外用康复新液加吹氧治疗糖尿病足33例临床观察[J].新中医,2008,40(1):38-39.

20. 高春斌,侯霞.脑心通联合康复新治疗糖尿病足的疗效观察[J].中医临床研究,2012,4(6):9-10.

21. 张熙洋,蒋丕萍.前列地尔联合康复新治疗糖尿病足疗效观察[J].中国实用医药,2008,3(12):21-22.

22. 李颖.外用康复新液内服中药治疗糖尿病足32例疗效观察[J].中国医药指南,2008,6(19):98-99.

23. 蔡美玲,林静娟,刘桂珍.康复新液联合红外线照射治疗老年糖尿病患者皮肤溃疡的效果观察[J].北方药学,2014,11(3):97-98.

24. 王桂莲.654-2与京万红治疗糖尿病足33例临床观察[J].中华现代护理,2005,2(1):90.

25. 姜玉峰,黄沙,邹吉平,等.京万红软膏治疗糖尿病慢性创面的实验研究[J].感染、炎症、修复,2013,14(1):34-37.

26. 王海博,朱霞.京万红软膏和玉红膏在治疗糖尿病足湿性坏疽中的疗效对比[J].中华中医药杂志,2011,26(12):15-16.

27. 李友山,杨博华.复方黄柏液外治糖尿病足溃疡对炎性因子及生长因子的影响[J].中国新药杂志.2014,23(10):1163-1166.

28. 刘平,周涛,马海涛,等.VSD技术配合中药冲洗在糖尿病湿性坏疽中的应用[J].河南中医.2011,31(12):1416-1417.

29. 于勤.生肌象皮膏治疗糖尿病足的效果观察[J].临床误诊误治.2008,21(3):44-45.

30. 付留俊,李涛,付秀丽.生肌象皮膏治疗糖尿病足溃疡疗效观察[J].中国误诊学杂志.2006,6(9):1677-1678

31. 东家茂.生肌象皮膏治疗糖尿病足溃疡23例疗效观察[J].内蒙古医学杂志.2009,41(10):1230-1231

32. 朱明芳,朱雄亮,谭清文,等.肤痔清软膏治疗糖尿病足30例[J].中国中西医结合外科杂志,2009,15(4):398-400.

33. 安世兴,陈晓红.龙珠软膏在溃疡性糖尿病足的运用临床分析[J].光明中医,2008,23(10):1523-1524.

34. 李凡,李明,单臣.珍石烧伤膏治疗糖尿病足溃疡50例[J].长春中医药大学学报,2009,25(12):910-911.

(姜玉峰 温 冰 贾黎静 许樟荣)

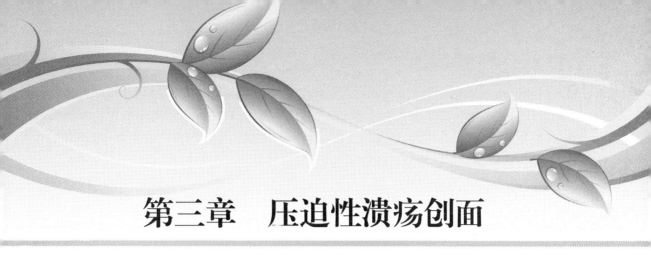

第三章 压迫性溃疡创面

第一节 背 景

压迫性溃疡创面又称压力性溃疡、压疮,是由于压力、剪切力或摩擦力而导致的皮肤、皮下组织和肌肉的局限性损伤。流行病学调查显示压疮是我国住院患者中导致慢性创面发生的主要原因之一。压疮的发生不仅降低了患者的生活质量,同时使患者的死亡风险增高,给患者及其照顾者带来压力。压疮的预防和治疗同样重要,由于压疮预防技术和规范比较统一,我们在论文回顾中主要收集压疮的各种治疗方法。Ⅲ~Ⅳ期压疮手术治疗效果明确,但是受到患者全身情况等因素影响,所以换药治疗往往比较常见,目前的负压伤口治疗也正在被越来越多地接受。本章节纳入2004~2014年期间的文献,主要分几个治疗部分:负压伤口治疗对压疮或含压疮慢性伤口的治疗,中药如京万红、康复新液及生物蛋白酶杀菌剂百克瑞对压疮的治疗,超声清创和减压治疗等。

第二节 NPWT治疗深度/重度压疮的效果

【背景】

负压伤口治疗(negative pressure wound therapy, NPWT)是一种处理各种复杂创面和用于深部引流的全新方法,相对于现有各种外科引流技术而言NPWT技术是一种革命性的进展。原理是利用医用高分子泡沫材料作为负压引流管和创面间的中介,负压经过引流管传递到医用泡沫材料,且均匀分布在医用泡沫材料的表面上,由于泡沫材料的高度可塑性,负压可以到达被引流区的每一点,形成一个全方位的引流。

【证据】

2010年,江雪莲等对36例Ⅳ期压疮患者进行回顾性研究,干预组采取NPWT治疗及护理,对照组采取常规敷料换药及护理,干预组住院天数(17 ± 0.4)天,对照组住院天数(25 ± 0.8)天,干预组住院天数短于对照组;干预组愈合率94.4%,对照组61.1%,干预组愈合率高于对照组。研究结果认为NPWT对Ⅳ期压疮治疗效果优于传统换药。

2011年,段洪斌将36名重症压疮患者根据入院时间选为干预组,将年龄、病情及病程相似的另外36名重度压疮患者选为对照组。干预组采取NPWT治疗；对照组采取常规手术方法，包括切开引流、清理创面缝合、植皮和皮瓣修复法。比较两组患者的治疗效果，结果显示干预组治疗总有效率91.67%，对照组为75%，干预组总有效率高于对照组。提示NPWT治疗能够促进深度压疮患者的创面愈合。

2012年，李浩等对12例骶尾部潜行压疮患者行一期清创后应用NPWT治疗，同时行抗感染及全身治疗，全部病例经1~3次NPWT治疗，单纯切除缝合7例，二期行组织瓣转移5例，创面均愈合。提示NPWT治疗可减少压疮的感染、促进创面的愈合，为后期的缝合及组织瓣的转移打下良好的基础。

2013年，翟洁婷等对60例Ⅲ期以上难治性压疮患者进行了回顾性研究，干预组采取NPWT治疗及护理，对照组采取美宝湿润膏治疗及护理，干预组有效率86.7%，对照组56.7%，干预组疗效优于对照组。研究认为电动吸引器连接NPWT方法，再结合适当的护理，能够有效治疗大面积压疮。

此外，另有7篇文献报道了关于NPWT治疗重度/深度压疮的治疗或护理体会，结论均表明NPWT能提高重度/深度压疮的治疗效果。

【推荐意见】

1. NPWT治疗能提高Ⅲ~Ⅳ期压疮患者的治疗有效率，缩短治疗时间[1,2]（B）。

2. NPWT治疗可以为Ⅲ~Ⅳ期压疮患者后期缝合及组织瓣转移进行创面准备[3,4]（B）。

参考文献

1. 江雪莲，王文杰，陈红英. 负压引流在Ⅳ期压疮治疗中的效果观察[J]. 护士进修杂志，2010,25（5）：472-473.

2. 翟洁婷，严超，杨锋，等. 电动吸引器连接VSD装置治疗难治性压疮患者的护理体会[J]. 中南医学科学杂志，2013,41（6）：645-646.

3. 段洪斌. VSD护创材料手术治疗重度压疮临床疗效观察[J]. 中外医疗，2011,30（17）：105.

4. 李浩，季卫平，沈永辉，等VSD在骶尾部潜行压疮中的应用体会[J]. 中国现代医生，2012,50（7）：45-46.

第三节　NPWT治疗慢性创面（含压疮）的效果

【证据】

2009年，刘三凤等报道了对30例复杂创面（其中4例压疮）应用NPWT的治疗体会，结果创面均愈合，愈合时间14~22天。提示NPWT对治疗复杂创面有效。

2012年，曾婷苑等将61例难治性创面（其中压疮14例）用随机数字表随机分成两组，干预组在对照组基础上改良NPWT技术，增加创面冲洗功能，结果干预组堵管发生率9.68%，细菌培养转阴率76%，83.33%肉芽生长良好；对照组堵管发生率43.33%，细菌培养转阴率41.94%，41.94%肉芽生长良好。提示带冲洗功能的改良NPWT技术具有促进创面肉芽生长,减少感染,加速创面愈合的作用。

2013年,熊舒原等将60例难治性创面分成两组,干预组采用NPWT技术治疗,对照组采用常规换药治疗。结果4周后干预组愈合率80%,对照组为16.7%,干预组愈合率高于对照组。提示NPWT技术能清除创面分泌物及坏死组织,治疗难治性创面临床疗效好。

另有7篇文献报道了对慢性创面(含压疮)患者应用NPWT的治疗体会,但存在以下几个问题:①结果汇报时包含所有慢性创面,其中压疮患者的具体预后情况不得而知;②对具体结果的描述缺乏严格的判断标准,仅用效果良好表示;③结论不严谨,并未进行对照研究,无法得出优于某种方法的结论。

【推荐意见】

1. NPWT治疗能提高慢性创面(包括压疮)治疗有效率,缩短治疗时间[1,2](C)。

2. 与传统的NPWT治疗相比,带冲洗功能的改良NPWT治疗具有促进慢性创面(包括压疮)肉芽生长、减少感染、加速创面愈合的作用[3](B)。

参考文献

1. 刘三凤,刘志豪,戴志波. 负压封闭引流技术对各种复杂创面修复的临床研究[J]. 当代医学,2009,15(6): 66-67.

2. 舒原,黄祖根,熊春林,等. VSD技术治疗难治性创面的临床疗效观察[J]. 福建医科大学学报,2013,47(3): 176-178.

3. 曾婷苑,廖金梅,郭惠娟,等. 改良VSD技术治疗难愈性创面的效果观察[J]. 现代临床护理,2012,11(6): 35-36.

第四节　京万红软膏治疗压疮的效果

【背景】

京万红软膏由34种中药研制,是我国传统中药外用膏剂,主要成分有:地榆、地黄、罂粟壳、当归、桃仁、黄连等。有活血、止痛、去腐解毒、排脓生肌等作用,临床用于治疗烫伤、疮疡肿痛、创面溃烂。

【证据】

2005年,魏贤芹等对158例压疮患者进行了RCT研究,干预组在对照组基础上增加了京万红软膏。结果干预组愈合47例,显效27例,有效5例,总有效率100%;对照组愈合28例,显效26例,有效14例,无效11例,总有效率86.1%。提示京万红软膏治疗压疮疗效优于常规换药法。但文献对两组患者的基线资料未给予详细介绍,且对照组的治疗方法仅仅包含创面消毒,干预组和对照组的治疗方法不具备可比性。

2006年,李淑兰对52例压疮患者分别运用京万红联合局部氧疗和清蛋白联合自制烧伤粉进行分组研究。结果干预组愈合26例,显效4例,好转1例,有效率100%,平均愈合时间（17.35±2.73）天；对照组愈合17例，显效5例，好转5例，无效3例，有效率90%，平均愈合时间（25.73±4.89）天。提示京万红联合局部氧疗治疗老年糖尿病压疮疗效好。

2009年，徐燕飞将66名患者的93例压疮按照发生压疮时间的先后顺序分为干预组和对照组，干预组又根据压疮的深度分别采用京万红软膏和蛋清加蜂蜜进行护理，对照组采用常规换药和局部使用利福平粉护理。结果干预组愈合36例，显效7例，好转3例，无效1例，总有效率91.49%，平均（20±0.5）天；对照组愈合12例，显效9例，好转18例，无效7例，总有效率45.65%，平均愈合时间（38±1.5）天。提示京万红软膏联合蛋清和蜂蜜治疗压疮疗效好。

此外，另有4篇文献报道了关于京万红软膏结合其他药物或方法治疗压疮的体会，有6篇文献报道了关于京万红软膏和其他药物或方法疗效比较的结果。但作者在分组设计上大部分不具备可比性，有些文献结果明显不符合临床实际，因此降低了研究的证据等级。亟须高质量的随机对照试验来验证京万红软膏对压疮的治疗效果。

【推荐意见】

1. 京万红软膏治疗能够促进压疮创面愈合[1]（C）。
2. 京万红软膏在治疗压疮时结合其他药物或方法，有一定的促进创面愈合的作用，但尚缺乏循证医学证据[2,3]（D）。

参考文献

1. 魏贤芹，李颜，魏凌云. 辅用京万红软膏涂布治疗压疮79例报告[J]. 山东医药，2005，45（27）：42.
2. 李淑兰. 京万红联合局部氧疗治疗老年糖尿病（DM）压疮的效果观察[J]. 当代护士，2006，（7）：79-80.
3. 徐燕飞. 京万红软膏联合蛋清和蜂蜜治疗重度压疮疗效分析[J]. 安徽医学，2009，30（9）：1076-1078.

第五节 百克瑞纱布治疗压疮的效果

【背景】

百克瑞纱布是一种外用的全新生物蛋白酶杀菌剂，采用竹纤维为敷料，主要含有溶菌酶和溶葡萄球菌酶等成分，对多种革兰阳性菌以及阴性菌均有广谱抗菌作用。

【证据】

2007年，徐君等对77例压疮进行了RCT研究，干预组和对照组分别采取百克瑞纱布和0.1%依沙吖啶浸渍无菌纱布治疗，结果表明干预组总有效率为88.6%；对照组的总有效率为61.9%，提示百克瑞纱布能有效保护创面，促进创面愈合。

2011年，祝宇光对104例压疮及外科感染伤口进行了研究，结果表明干预组平均愈合时间（11.68±1.77）天，平均伤口换药次数（5.89±1.12）次，使用1~3次后创面细菌转阴率分别为70%（MRSA）、92.86%（铜绿假单胞菌）、100%（肺炎克雷伯杆菌）、100%（白色念珠菌）、100%（大肠埃希菌）；对照组平均愈合时间（17.36±3.98）天，平均伤口换药次数（8.36±1.85）次，使用1~3次后创面细菌转阴率分别为9.09%（MRSA）、8.33%（铜绿假单胞菌）、0（肺炎克雷伯杆菌）、0（白色念珠菌）、0（大肠埃希菌）。提示百克瑞杀菌纱布在压疮以及外科感染伤口的临床治疗中比α-糜蛋白酶溶液纱布抗菌作用强、疗效好。

【推荐意见】

百克瑞纱布具有抗菌作用，能促进压疮创面愈合[1,2]（R）。

参考文献

1. 徐君,孙怡华. 复合溶菌酶杀菌纱布对老年患者压疮治疗的效果[J]. 上海护理,2007,7(4): 28-29.
2. 祝宇光. 百克瑞杀菌纱布用于压疮及外科感染伤口的疗效观察[J]. 中国老年保健医学,2011,9(4): 43-44.

第六节 超声清创治疗压疮的效果

【背景】

超声清创的作用机制是压电陶瓷片产生超声频率的机械振动，通过变幅杆聚焦超声，变幅杆前端（超声头）加载由杆中心喷射出水流，超声波空化效应（cavitation）造成水滴雾化。将超声头在污染、感染的创面上反复移动，可有效去除创面、伤口的金黄色葡萄球菌、链球菌、假单胞菌等细菌，以及病毒、真菌等。应用该设备冲洗软组织伤口时，由于坏死组织和正常组织的抗张力强度存在差异，超声波空化效应只造成坏死组织的细胞膜破裂，去除坏死组织以及沉积在伤口表面的纤维蛋白，对正常组织以及新生肉芽组织无损伤作用，因此达到无痛性清创的目的。

【证据】

2007年,李学锋等报道了对23例下肢慢性溃疡（其中压疮4例）应用低频超声清创的治疗体会，结果14例完全愈合，7例愈合超过50%，2例愈合约30%。提示低频超声清创比传统的外科清创更有助于伤口愈合。

2010年,陈锦等将50例Ⅲ期压疮随机分成两组，干预组采取超声清创冲洗治疗，对照组采取常规倒水法冲洗，结果干预组治疗有效率100%，对照组有效率88%。提示超声清创冲洗对Ⅲ期压创伤口有明显的去除坏死组织、纤维蛋白沉淀物的作用。但干预组和对照组在治疗方法上不具备可比性，降低了文献的证据等级。

2011年,童翠芳等报道了对139例慢性溃疡（其中Ⅲ~Ⅳ期压疮17例）应用超声清创仪清创结合其他伤口护理产品的治疗体会，结果治疗有效率95.6%。提示超声清创是辅助治疗皮肤慢性溃疡的有效方法。

【推荐意见】

超声清创是辅助治疗皮肤慢性溃疡（包括压疮）的有效方法[1~3]（C）。

参考文献

1. 李学锋,谷涌泉,张建,等. 低频超声清创仪治疗下肢慢性溃疡[J]. 中国普通外科杂志,2007,16(6):618-620.
2. 陈锦,叶锦,曾登,等. 超声清创冲洗在Ⅲ期压创伤口中的应用[J]. 中华现代护理杂志,2010,16(4):402-404.
3. 童翠芳,周琴,吴庆芳,等. 超声清创辅助治疗皮肤慢性溃疡139例[J]. 西部医学,2011,23(11):2142-2143.

第七节 康复新液治疗压疮的效果

【背景】

康复新液是一种中成药,主要成分是美洲大蠊干燥虫体提取物,可以内服外用,具有通利血脉,养阴生肌之功效,内服可治疗胃、十二指肠溃疡,外敷可用于治疗压疮、溃疡、瘘管、烫伤、烧伤等。其通过提高身体免疫力,使巨噬细胞的吞噬能力增强;促进毛细血管再生,肉芽组织加速生长,激活生长因子,加快纤维组织增殖。

【证据】

2004年,吴燕雪等报道了对17例压疮运用康复新液治疗的体会,结果压疮全部愈合,提示该方法能促进压疮创面的愈合。

2004年,席小燕等对60例合并晚期肺癌的压疮进行分组研究,干预组采取康复新液纱布湿敷治疗,对照组采取碘附纱布湿敷治疗。结果干预组愈合23例,显效5例,好转2例,愈合时间(4±2.34)天;对照组愈合12例,显效9例,好转3例,无效6例,愈合时间(13±6.31)天。提示康复新液治疗压疮可提高治愈率,缩短愈合时间。

2009年,雷珊游等将50例患者共81处压疮随机分为2组,干预组采用康复新液湿敷,对照组采用0.5%碘附湿敷。结果干预组有效率97.56%,愈合时间(9.1±1.8)天;对照组有效率52.5%,愈合时间(17.4±1.5)天。提示康复新液湿敷治疗压疮是有效的方法。

2009年,罗华等将30例压疮随机分为2组,干预组采用康复新液治疗,对照组采用0.5%碘附纱布湿敷。结果干预组显效5例,有效9例,无效1例,有效率93.3%,愈合时间(18±5.34)天;对照组显效2例,有效8例,无效5例,有效率66.7%,愈合时间(27±8.31)天。提示康复新治疗压疮有效。

2009年,刘腊凤对130例Ⅰ~Ⅲ期压疮进行分组研究,干预组采取康复新联合西瓜霜治疗,对照组采用诺氟沙星胶囊治疗,结果干预组效果显著47例,有效13例,无效5例,总有效率92.3%;对照组效果显著28例,有效15例,无效22例,总有效率66.2%。提示康复新联合西瓜霜治疗压疮效果显著。

2013年,刘建通等将68例Ⅲ~Ⅳ期压疮用随机数字表随机分为干预组和对照组,干预组采用甲磺酸左氧氟沙星联合康复新液治疗,对照组采用常规疗法进行治疗,结果表明治疗3天、7天后干预组患者VAS评分低于对照组,干预组治疗总有效率97.06%,愈合时间(11.74±3.32)天,对照组治疗总有效率91.18%,愈合时间(14.69±3.87)天,提示康复新液配合西药治疗Ⅲ~Ⅳ期压疮,可降低患者疼痛度,缩短病程。

目前,关于康复新液治疗压疮的效果评价的文献报道较多,另有80篇文献结果未一一呈现。总体而言,在临床研究中干预组大多为康复新结合其他药物或方法,对照组为简单的创面处理,研究结果的说服力不高;此外,研究者需根据研究的设计及收集的数据进行讨论后得出结论,而不能凭经验得出康复液具有抗感染等作用的结论。

【推荐意见】

1. 康复新液能促进压疮创面愈合,缩短治疗时间[1](C)。

2. 与碘附相比,康复新液治疗压疮效果更好[2-4](B)。

3. 康复新液多采用湿敷方法,联合其他药物或物理方法进行使用,具有一定的促进压疮愈合的作用,但尚缺乏循证医学依据[5,6](D)。

参考文献

1. 吴燕雪,连萍红. 康复新液治疗压疮的护理观察[J]. 护理研究,2004,18(6)(下旬版): 1106-1107.

2. 罗华,张海燕,王黎明. 康复新湿敷治疗压疮的疗效观察[J]. 四川医学,2009,30(7): 1109-1110.

3. 雷珊游,刘熙婵. 康复新液湿敷治疗压疮的临床观察[J]. 中国实用医药,2009,4(20): 148-149.

4. 席小燕,易红梅,池晓红,等. "康复新液" 治疗压疮30例的临床观察[J]. 四川医学,2004,25(2): 249.

5. 刘建通,庞华,高洪波,等. 康复新液配合西药治疗Ⅲ~Ⅳ度压疮34例[J]. 陕西中医,2013,34(3): 319-320.

6. 刘腊凤. 不同药物治疗压疮的效果观察及护理[J]. 护理实践与研究,2009,6(22)(下半月版): 102-103.

第八节 减压支持面治疗压疮的效果

【背景】

减压支持面是为了压力重新分配、管理组织负荷、改善微循环而设计的一类产品,将原本集中于较小面积的身体压力尽可能的分散在更大的面积,使局部压力降低,通过降低或减少组织表面的压力来预防压疮或促进压疮的愈合。主要分为两类: 低技术含量的减压支持面(low-tech devices)和高技术含量的减压支持面(high-tech devices)。前者包括标准泡沫床垫、交互式泡沫床垫/覆盖物、凝胶床垫/覆盖物、水垫/覆盖物、纤维填充垫/覆盖物、气垫/覆盖物;后者包括交替减压装置、低气压支持系统、翻身床、悬浮床等。

【证据】

2008年,罗宝萍等对115例脑卒中合并压疮患者进行了RCT研究(按随机数字表分组),干预组在对照组基础上采用喷气交替式气垫床治疗,干预组治疗总有效率91.5%,愈合时间(12.62 ± 6.34)天;对照组总有效率76.8%,愈合时间(18.62 ± 6.34)天。提示交替式气垫床能促进压疮患者的愈合,缩短愈合时间。

2008年，朱华蓉等对28例接受臀筋膜皮瓣治疗的巨大压疮患者进行了RCT研究，干预组采用自制高泡床垫减压，对照组采用卧充气床垫组减压，结果干预组治疗愈合率93.3%，总有效率100%；对照组治疗愈合率15.4%，总有效率100%。提示对多发性压疮患者术后采用自制高泡床垫治疗效果好。

2010年，农月稠等对48例Ⅰ~Ⅱ期压疮患者进行了RCT研究，干预组采取自制水枕减压，对照组采取一次性橡胶手套制作成单个或多个简易减压水囊减压，结果干预组愈合率87.5%，愈合时间（8.79±3.82）天；对照组愈合率70.8%，愈合时间（11.03±4.10）天。差异无统计学意义。提示自制水枕与一次性橡胶手套制作成单个或多个简易减压水囊在预防及治疗足部压疮创面的减压和保护作用效果相同。

2011年，赵联霞等对173例压疮患者进行了RCT研究（按入院时间先后顺序分组），干预组在对照组基础上采用自行研制的间隔式气垫床治疗，结果干预组总有效率96.6%，愈合时间（7.53±2.18）天；对照组总有效率76.7%，愈合时间（13.7±3.19）天。提示间隔式气垫床能提高压疮治疗有效率。

2012年，夏红梅等对48例肝病合并水疱型Ⅱ期压疮患者进行了RCT研究，干预组在对照组基础上增加新鲜20%人血清蛋白联合高分子体位垫减压治疗，结果干预组治疗有效率100%，对照组治疗有效率63.6%，提示人血清蛋白联合高分子体位垫，能有效促进创面愈合。

目前，关于减压支持面治疗压疮效果评价的文献还较少，大多为护理体会或治疗经验总结，亟须有高质量的随机对照试验进一步研究减压支持面的作用及使用减压支持面后患者的翻身时间。在介绍自制型减压工具的文献中，作者通常忽略了伦理问题，检索到的文献中未见伦理审核相关信息。

【推荐意见】

1. 喷气交替式气垫床能促进压疮创面愈合，有效减压[1]（B）。
2. 自制的减压工具可能提高压疮治疗有效率，但尚缺乏循证医学证据[2~5]（D）。

参考文献

1. 罗宝萍,商月娥,侯文利. 气垫床在脑卒中压疮患者中应用的效果观察[J]. 护理研究,2008,22（12）（上旬版）: 3143-3144.
2. 联霞,张晶,靳西凤. 间隔式充气防压疮床的研制与临床应用[J]. 国际护理学杂志,2011,30（10）: 1572-1574.
3. 夏红梅,周宇光,雷丹,等. 白蛋白联合高分子体位垫治疗水疱型Ⅱ期压疮效果观察[J]. 护理学杂志,2012,27（7）: 61.
4. 朱华蓉,古学秋. 自制高泡床垫在多发压疮臀筋膜皮瓣术后的应用与护理[J]. 当代护士,2008,（10）: 28-29.
5. 农月稠,谭小燕,何萍. 自制水枕在预防及治疗足部压疮中的效果观察[J]. 中国临床新医学,2010,3（12）: 1247-1248.

第九节 其他物理、化学、生物方法治疗压疮的效果

【背景】

其他治疗压疮的方法很多，物理方法如红外线照射、直线偏振光近红外线、氦-氖激光照射、高流量局部氧疗、低流量局部氧疗等；化学方法如康惠尔银离子抗菌敷料、康惠尔藻酸盐类敷料、复方黄柏液、蒙脱石散等；生物方法如异种脱细胞真皮基质、rhEGF、EGF等。

【证据】

2005年，燕群美等将42例患者共59处Ⅲ~Ⅳ期压疮随机分成两组，干预组在对照组使用新型敷料和局部激光照射治疗基础上增加局部高流量氧疗，结果干预组治疗有效率100%，愈合率79.2%；对照组有效率100%，愈合率45.7%。提示使用新型敷料及激光照射的基础上加用局部高流量氧疗治疗难治性压疮效果更佳。

2005年，卢丽艳等将90例患者共130处Ⅱ~Ⅳ期压疮随机分成两组，干预组在对照组采取单纯湿润烧伤膏治疗基础上增加高流量氧疗，结果干预组有效率98.3%，对照组有效率66.7%。提示高流量氧疗提高压疮创面治疗有效率。

2009年，张伟红将60例慢性溃疡（压疮20例，糖尿病足40例）随机分成两组，干预组采用清创胶加银离子敷料换药治疗，对照组采用传统外用药雷伏奴尔或优锁涂搽，结果干预组愈合时间、并发症或不适发生率低于对照组。提示清创胶加银离子抗菌敷料治疗压疮、糖尿病足效果好。

2009年，梁伟中将80例Ⅲ~Ⅳ期压疮随机分成两组，干预组采用重组人表皮生长因子凝胶治疗，对照组采取碘附纱布湿敷治疗。结果干预组创面床准备有效率87.5%，对照组创面床准备有效率37.5%。提示重组人表皮生长因子凝胶在复杂压疮创面床准备阶段疗效显著，可促进肉芽组织生长。

2010年，刘艺红等将35例Ⅳ期压疮随机分成两组，干预组采用红光照射联合泡沫敷料治疗，对照组采用红光照射联合庆大霉素湿敷、油纱条填塞。结果干预组愈合15例，显效3例，愈合率83.3%；对照组愈合5例，显效8例，好转3例，无效1例，愈合率29.3%。提示红光照射联合泡沫敷料治疗Ⅳ期压疮效果好[1]。

2013年，夏连香等将64例Ⅱ期以上压疮随机分成两组，干预组在对照组采用外科清创换药基础上增加红外线照射治疗。结果干预组愈合率为65.7%，愈合时间（11.45 ± 1.12）天；对照组愈合率为35.3%，愈合时间（16.72 ± 2.54）天。提示红外线照射能促进压疮创面愈合。

2013年，余和平等将52例皮肤溃疡随机分成3组，干预组采取半导体激光联合复方黄柏液治疗，其他对照组分别为单用激光治疗和单用复方黄柏液治疗，结果干预组治疗有效率和愈合时间均优于其他两组。提示半导体激光照射联合复方黄柏液治疗皮肤溃疡可提高治愈率。

此外,另有46篇关于其他物理、化学、生物方法治疗压疮的效果评价的文献,结果不再具体呈现。总体而言目前治疗压疮的产品较多,在进行临床试验时需考虑干预组和对照组患者的基线资料及治疗方案具有可比性。从现有的文献报道情况分析,在对照组的治疗基础上增加其他物理、化学、生物方法能够提高压疮治疗有效率。

【推荐意见】

1. 局部高流量或低流量氧疗联合其他物理、化学方法可能促进压疮创面愈合,缩短治疗时间,但尚缺乏循证医学依据[2,3](D)。

2. 清创胶加银离子抗菌敷料比传统外用约(雷夫奴尔或优锁)治疗慢性溃疡(含压疮)在缩短愈合时间,减轻疼痛、伤口浸渍方面具有较好的效果[4](B)。

3. 重组人表皮生长因子凝胶可改善复杂创面(含压疮)的创面床准备效果,促进肉芽组织生长[5](B)。

4. 单纯红光照射治疗或结合其他药物治疗能促进压疮创面愈合,缩短治疗时间[6,7](B)。

5. 半导体激光照射联合复方黄柏液治疗皮肤溃疡(含压疮)可提高治愈率,缩短治疗时间[7](B)。

（陆树良 谢 挺）

参考文献

1. 刘艺红. 红光照射联合康惠尔泡沫敷料治疗Ⅳ期压疮的效果观察[J]. 护理实践与研究,2010,7(2)(下半月版): 22-23.

2. 燕群美,陈凤菊,徐颖慧,等. 氧疗辅助治疗难治性压疮疗效观察[J]. 护理学杂志,2005,20(3): 44-46.

3. 卢丽艳,孙大魁,范伟. 氧疗配合烧伤湿润膏治疗压疮60例[J]. 陕西中医,2005,26(6): 522-523.

4. 张伟红. 康惠尔银离子抗菌敷料治疗难治性感染伤口效果观察[J]. 护理学杂志,2009,24(16): 78-79.

5. 梁伟中,赵作钧,魏世东,等. 重组人表皮生长因子凝胶(易孚)在压疮创面床准备中的临床观察[J]. 中国美容医学,2009,18(12): 1720-1722.

6. 夏连香,谢爱荣. 红外线照射联合外科清创换药治疗压疮的疗效观察[J]. 中国现代医生,2013,51(35): 137-138,141.

7. 和平,李小宏,曹万群,等. 半导体激光联合复方黄柏液治疗皮肤溃疡的疗效分析[J]. 激光杂志,2013,34(5): 72-73.

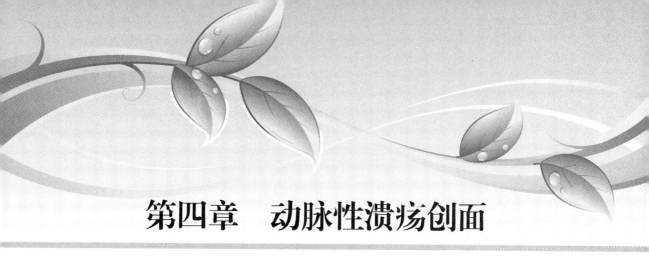

第四章　动脉性溃疡创面

第一节　背　　景

动脉性伤口由组织供血不足导致的自发或诱发的慢性创面,伴有血液循环障碍,多迁延难愈且伴有疼痛。多见于肢体动脉硬化闭塞症、血栓闭塞性脉管炎、糖尿病性动脉硬化闭塞症、多发性大动脉炎、雷诺综合征、皮肤血管炎等,其中比较常见的是肢体动脉硬化闭塞症、血栓闭塞性脉管炎、糖尿病性动脉硬化闭塞症的肢端慢性溃疡。根据病情的发展过程可分为3期:局部缺血期、营养障碍期、坏死期或坏疽期,溃疡多发于缺血部位,多见于肢端,下肢尤其是足部常见。随着国民生活水平提高,社会老龄化,动脉硬化闭塞症发病率逐年提高,动脉性伤口的发病率逐年提高,成为影响患者肢体安全和生活质量的顽疾。

第二节　肢体动脉硬化闭塞症

肢体动脉硬化闭塞症是动脉粥样硬化病变累及周围动脉并引起慢性闭塞的一种疾病。动脉粥样硬化大多发生于主动脉下端的大、中动脉,由于慢性动脉闭塞而导致的患肢缺血从而出现间歇性跛行、静息痛、溃疡或者坏死。随着人们生活水平的提高,其发病率逐年增加,严重威胁着人们的健康。主要表现为静息痛、组织坏死或溃疡的重症下肢缺血(critical limb ischemia, CLI),超过73%的患者将最终面临截肢。肢体动脉硬化闭塞症的诊断和分级主要依据有无创的踝肱指数(ABI)、趾端血压、经皮氧分压和有创的动脉造影(DSA)、CT动脉造影(CTA)、MRA。我国主要根据国外的指南如《糖尿病足:临床操作指南》等实施,近10年没有相应的研究论文。因此,本指南主要涉及肢体动脉硬化闭塞症的治疗。其治疗主要包括药物治疗、手术治疗、腔内治疗、干细胞移植、中医药治疗、其他疗法等。

一、药物治疗

【证据】

宣伟2010年6月至2011年12月应用西洛他唑和脉血康胶囊与西洛他唑联合治疗下肢动脉性溃疡的40个病例,结果表明脉血康胶囊联合西洛他唑治疗下肢动脉性溃疡药明显优于单独使用西洛他唑。

陈端2012年12月至2013年12月将38例门诊下肢动脉硬化闭塞症患者分为两组。对照组18例西洛他唑口服、治疗组20例脉血康胶囊、阿司匹林口服。观察其临床症状(下肢间歇性跛行、夜间静息性疼痛、溃疡/坏疽)、踝肱指数、出血风险发作、不良反应;总有效率95.00%。治疗组疗效优于对照组(*P*<0.01)。症状(下肢间歇性跛行、夜间静息性疼痛、溃疡/坏疽等)、踝肱指数治疗组改善优于对照组(*P*<0.01)。结果提示脉血康联合阿司匹林治疗下肢动脉硬化闭塞症效果显著。

王丙龙2000年8月至2002年8月,应用血栓通对58例下肢动脉硬化闭塞症进行疗效观察,结果表明血栓通有增加肢体血流量,改善肢体血液循环,促进伤口愈合作用。

【推荐意见】

1. 脉血康胶囊治疗有利于动脉硬化闭塞症性伤口愈合,对伤口愈合有潜在作用,联合其他药物治疗优于单药治疗[1,2](B)。

2. 血栓通注射液改善肢体血液循环,对下肢动脉硬化闭塞症伤口有促进愈合作用[3](C)。

二、血管外科手术

【证据】

倪海真等于2003年7月至2008年1月采用人工血管旁路移植术治疗下肢动脉硬化闭塞症患者30例,结果27例患者术后均有不同程度的下肢血运改善,表现为间歇性跛行消失或跛行距离明显增大,静息痛好转,肢体溃疡愈合。

胡何节等于2003年4月至2004年7月共进行了20例(23条肢体)下肢动脉硬化闭塞症的血管旁路手术治疗,术后22条下肢疼痛消失,肢体溃疡愈合,1例疼痛减轻。

艾则孜·阿不都热依木等于2010年10月至2012年4月期间对32例下肢缺血性疾病患者行自体大隐静脉翻转动脉旁路移植术、动脉内膜剥脱+自体大隐静脉补片动脉成形术,32例患者患肢症状不同程度好转,生活质量明显改善。术后即静息痛消失,术后1~2个月足部溃疡愈合,术后随访2~17个月,大多数患者间歇性跛行明显好转,无截肢,保肢率100%。

马中等于2002年1月至2005年2月,采用自体静脉移植手术治疗节段性动脉硬化闭塞症患者100例,结果87例患者术后患肢缺血症状消失,临床表现为下肢疼痛消失,皮肤温度变暖,溃疡趋于愈合,踝肱指数均值有升高。

蒋米尔于1990年4月至1993年5月,采用腹主动脉-股深动脉旁路转流术治疗腹主-髂-股动脉硬化症14例,术后所有患肢皮温均明显升高,疼痛消失或显著减轻;患肢远端有溃疡者,于术后2~4周全部愈合,3例有中趾坏死者,经截除后创口均愈合。

【推荐意见】

人工血管旁路移植术、血管旁路移植术、自体大隐静脉移植术、腹主动脉-股深动脉旁路转流术改善下肢血液循环,有利于下肢动脉硬化闭塞症性伤口愈合[4~8](C)。

三、腔内治疗术

【证据】

苏永才等2014年应用经皮介入诊治术对74例下肢动脉硬化闭塞症患者进行诊疗，临床随访3个月对比分析患者手术前后临床症状、体征，应用踝/肱指数等来评价疗效。结果70例患者术后动脉造影显示均能血管再通，54例患者术后足背动脉搏动恢复，68例患者术后静息痛明显缓解，24例（24/26例）患者术后溃疡愈合，平均踝/肱指数提高。

江娜等于2006年5月至2008年12月对32例共35条下肢膝下动脉硬化闭塞性病变患者采用长球囊成形术治疗。结果成功治疗29条下肢，除1例于术后10天行踝上截肢术外，其余病例临床症状均有明显改善，足部溃疡或坏疽经换药等处理逐渐结痂或将坏疽足趾截除而愈合。

于文龙于2009年11月至2010年1月采用血管腔内介入治疗股浅动脉长段硬化闭塞患者26例共30条患肢，病变长度10.3~22.8cm，平均15.89cm，主要症状为静息痛，合并溃疡或趾端坏疽者15例。术后患肢静息痛消失、溃疡面积减小，围术期截肢1例，截肢率3.3%。

刘昌伟于2005年4月至2006年5月采用血管腔内治疗重症下肢缺血24例共29条肢体，主要临床症状均为静息痛，其中合并溃疡或肢端坏疽12例（50%）。本组29条肢体均接受血管腔内治疗，其中有4条肢体行单纯球囊扩张，4条肢体术中同时行股腘动脉人工血管旁路术联合膝下胫腓动脉血管腔内球囊扩张成形术，21条肢体行支架植入。结果股腘动脉球囊扩张和支架植入技术成功率为100%，膝下动脉球囊扩张成功率为88%，术后患者临床症状明显好转，静息痛消失，溃疡愈合。

于春利于2006年10月至2009年10月期间选取动脉硬化闭塞症膝下动脉病变经皮血管腔内治疗117例患者，回顾性分析腔内治疗开通血管的成功率及术后随访资料。患者手术后间歇性跛行、静息痛、缺血性溃疡等临床症状均明显改善。

【推荐意见】

腔内治疗术（经皮球囊扩张术、支架植入术、血管腔内旋切术及局部灌注溶栓术、长球囊成形术）能改善下肢血供，有利于动脉性伤口愈合[9~13]（C）。

四、干细胞移植

【证据】

罗玉贤2004年12月至2007年4月于石家庄市第一医院收治晚期下肢缺血患者105例，分别给予粒细胞集落刺激因子（G-CSF）300μg肌内注射，每日2次。第3天时采集和分离自体骨髓单个核细胞移植（PBMNCs），配成单个核细胞混悬液。经皮微球囊扩张狭窄动脉，同时将分离的PBMNCs通过导管腔内注入缺血部位。观察12个月，进行各项指标综合评估。结果PBMNCs移植后，患肢冷感、间歇性跛行等临床症状不同程度好转，溃疡于移植后1~3个月逐渐愈合,踝肱指数(ABI)短期明显提升。

谷涌泉于2004年12月至2005年12月,对42例下肢缺血患者分别采用骨髓干细胞移植(A组,$n=21$)和外周血干细胞移植(B组,$n=21$)。治疗后4周,应用主观标准包括疼痛、冷感、麻木以及客观标准包括间歇性跛行距离、踝肱指数(ankle brachial index,ABI)、经皮氧分压、血管造影、截肢率和足部创面变化等。A、B组溃疡面除B组1处明显缩小外,其余均愈合,客观评价指标两组比较差异均无统计学意义($P>0.05$)。作者认为无论是骨髓干细胞还是外周血干细胞移植治疗下肢缺血都是有效的方法。

易海于2008年10月至2010年10月期间收治慢性下肢缺血性疾病患者13例,通过采集患者自体骨髓,密度离心法分离骨髓单个核细胞,多点注射至患肢局部,2个月后观察患肢疼痛、冰冷、麻木、间歇性跛行等主观指标改善情况及经皮氧分压、踝肱指数、溃疡面积等客观指标改善情况。13例患者均顺利完成了移植手术,2个月后评价,患肢疼痛的改善率为87.5%,冰冷感的改善率为86.4%,麻木的改善率为72.2%,间歇性跛行的改善率为66.7%,经皮氧分压移植前为(20.9±4.4)mmHg,移植2月后为(36.8±7.5)mmHg,改善率为87.5%,踝肱指数移植前为0.34±0.14,移植2个月后为0.57±0.17,改善率为83.3%,溃疡改善率为80%。

【推荐意见】

自体骨髓单个核细胞移植、自体骨髓干细胞移植、脐带间充质干细胞移植、自体外周血单个核细胞血管腔内途径移植治疗有利于下肢动脉性伤口愈合[14~16](C)。

五、中医药治疗

【证据】

刘皓2013年将入选的下肢动脉硬化闭塞症患者38例随机分为治疗组20例(24条肢体),对照组18例(22条肢体)。两组患者术前行MRA、CTA或DSA,选择合适的血管重建术,术后治疗组中药组方外敷;对照组应用碘附湿敷。比较两组患者在缓解疼痛、溃疡愈合时间及经皮氧分压等方面的差异。结果治疗组治疗前后疼痛评分、经皮氧分压比较,差异有统计学意义($P<0.05$),与对照组比较,差异有统计学意义($P<0.05$);治疗组溃疡愈合时间与对照组比较,差异有统计学意义($P<0.05$)。结论:中药组方外治联合血管重建术治疗下肢动脉硬化闭塞症,能够缓减疼痛,提高局部组织氧分压,加快溃疡愈合。

马鸿鹦于1996年至2006年将127例住院患者及门诊患者,分为治疗组104例,对照组23例,分别用蜂房膏与呋喃西林水纱条治疗,发现蜂房膏可以在短期内控制疼痛,使患者能增加睡眠时间,恢复体力,缩短创面愈合时间。

【推荐意见】

1. 中药外治对下肢动脉硬化闭塞症血管重建术后的动脉性创面有加快愈合作用[17](B)。
2. 蜂房膏外用治疗可能加快动脉性伤口愈合[18](C)。

六、其他疗法

【证据】

刘洪涛于2008年12月至2009年11月微波深部热疗治疗老年下肢动脉硬化闭塞症5例,5例使用热疗治疗后肢体缺血症状明显减轻,患者疼痛、患肢冷感、间歇性跛行及溃疡明显好转。

【推荐意见】

微波深部热疗治疗老年下肢动脉硬化闭塞症动脉性溃疡可能有效[19](D)。

参考文献

1. 宣伟. 脉血康胶囊联用西药西洛他唑治疗下肢动脉性溃疡的疗效观察[J]. 时珍国医国药,2013,24(2):486-487.

2. 陈端,侯伟宁,钟惠娟. 脉血康联合阿司匹林治疗下肢动脉硬化闭塞症随机平行对照研究[J]. 实用中医内科杂志,2014,29(4):100-102.

3. 王丙龙,张伟杰. 血栓通治疗下肢动脉硬化闭塞症58例临床观察[J]. 实用医技杂志,2003,10(2):113.

4. 倪海真,吴子衡,黄景勇,等. 人工血管旁路移植术治疗下肢动脉硬化闭塞症J]. 温州医学院学报,2008,38(6):554-556.

5. 胡何节,邓福生,王晓天. 血管旁路移植术治疗下肢动脉硬化闭塞症[J]. 中国临床保健杂志,2006,9(2):109-110.

6. 艾则孜·阿不都热依木,田野,赛力克·马高维亚,等. 自体大隐静脉移植治疗下肢缺血性疾病临床研究[J]. 中国实用外科杂志,2013,33(4):334-336.

7. 马中,边杰芳,王岭,等. 自体大隐静脉旁路术治疗下肢动脉硬化闭塞症[J]. 中华普通外科杂志2006,21(12):871-873.

8. 蒋米尔,陆民,黄新天,等. 腹主一股深动脉转流术治疗动脉硬化闭塞症[J]. 中华外科杂志,1995,33(2):105-107.

9. 苏永才,张小乐,冯新武,等. 下肢动脉硬化闭塞症介入诊疗术的临床应用[J]. 罕少疾病杂志,2014,21(2):40-42.

10. 江娜,杨维竹,黄兢姚. 长球囊成形术治疗膝下动脉闭塞性病变的疗效评价. 当代医学2009,15(23):388-390.

11. 于文龙,鹿彦,关洪亮,等. 腔内介入治疗长段股浅动脉硬化闭塞症26例疗效分析[J]. 中国现代普通外科进展,2014,17(2):148-150.

12. 刘昌伟,刘暴,叶炜,等. 重症下肢缺血的血管腔内治疗[J]. 中国医学科学院学报,2007,29(11):33-36.

13. 王春利,杨淼,石波,等. 动脉硬化闭塞症膝下动脉血管腔内治疗的近远期疗效观察[J]. 心肺血管病杂志,2010,29(6):449-452.

14. 罗玉贤,顾福杭,王雪平,等. 自体外周血单个核细胞血管腔内途径移植治疗下肢缺血性疾病的研究[J]. 临床荟萃,2008,23(1):1380-1383.

15. 谷涌泉,张建,齐立行,等. 自体骨髓干细胞和外周血干细胞移植治疗下肢缺血的对比研究[J]. 中国修复重建外科杂志,2007,21(7):676-678.

16. 易海,张玲,王蓉,等.自体骨髓单个核细胞移植治疗慢性下肢缺血性疾病的临床研究[J].实用临床医药杂志,2011,1(3):31-33.
17. 刘皓,孟庆杰,刘俞.中药外治对下肢动脉硬化闭塞症血管重建术后的疗效观察[J].世界中西医结合杂志,2013,8(9):915-917.
18. 马鸿鹨.蜂房膏治疗脱疽疗效观察[J].社区中医药,2008,24(357):44.
19. 刘洪涛,祖茂衡,徐浩,等.微波深部热疗治疗老年下肢动脉硬化闭塞症[J].中外医疗,2000,31:91.

第三节 血栓闭塞性脉管炎

一、背景

血栓闭塞性脉管炎(thrombosis angiitis obliterans,TAO)是一种常见的周围动脉慢性闭塞性疾病,多见于亚洲青壮年男性,病变主要累及四肢尤其下肢远端的中小动静脉。是中小血管的一种慢性持续性血管炎变所导致血栓形成,继而使血管腔闭塞的一种疾病,可累及中小动静脉,此病多发生在下肢的动脉。病理改变为血管壁全层性、节段性、无菌性炎症伴血栓形成。肢体循环障碍逐渐恶化,缺血疼痛、跛行周期性发作,最终肢端出现坏疽、溃疡,多发于四肢末端,尤其下肢较上肢多见,若溃烂不愈,久则趾(指)骨脱落。主要症状是剧烈疼痛、间歇性跛行、足趾干性坏疽,甚至脱落。部分患者因残端血液循环障碍而形成溃疡经久不愈,甚至发展到截肢,该病严重影响患者的正常生活及睡眠。该疾病的诊断和分级主要依据年龄、症状、体征(间歇性跛行、静息痛、动脉搏动减弱或消失、肢端典型溃疡或坏死),动脉造影或MRA/CTA影像学依据。我国诊断主要参照中国中西医结合学会周围血管疾病专业委员会1995年制定的血栓闭塞性脉管炎的诊断及疗效标准等,近10年没有相应的研究论文。因此,本指南主要涉及血栓闭塞性脉管炎的治疗。

二、药物治疗

【证据】

黎建华等于2006年10月至2008年4月将80例血栓闭塞性脉管炎急性期患者,随机分成实验组(予地塞米松针治疗)40例,对照组40例。两组均同时予抗感染、改善循环、支持疗法、中药等基础治疗,伤口处理方面以生肌膏外敷,蚕食法逐步清除坏死组织。实验组以肾上腺皮质激素(选地塞米松)5mg,加入敏感的抗菌素中静滴。当局部炎症得以控制,伤口分界明显,开始有肉芽生长时,可开始将地塞米松减量,每次减幅为1mg,7~10天减一次,同时注意减量后伤口的变化。比较两组伤口分界的时间、坏死组织完全脱落的时间、伤口愈合的时间和临床的疗效。结果实验组较对照组临床疗效显著($P<0.05$)。实验组在伤口分界的时间、坏死组织完全脱落的时间、伤口愈合时间方面均优于对照组($P<0.05$)。

黎建华于2006年10月至2008年4月将120例血栓闭塞性脉管炎急性期患者,随机分成3组,每组40例,实验组(予脉得安加地塞米松),对照组A仅使用地塞米松,对照组B不使用脉得安与地塞米松。比较3组治疗前后血液中的中性粒细胞数、伤口分界的时间、坏死组织完全脱落的时间、治疗20、40、60天后肉芽组织的生长情况、伤口愈合的时间及疗效。实验组治疗10天和20天的白细胞计数的降低作用优于对照组（A、B）（$P<0.05$）。实验组在伤口分界的时间、坏死组织完全脱落的时间、治疗20、40、60天后肉芽组织的生长情况、伤口愈合时间方而均优于对照组（$P<0.05$）。

黄晓钟等2009年10月至2012年3月将32例周围动脉炎性疾病患者（TAO18例，雷诺综合征14例），经患者知情同意的情况下在给予西洛他唑100mg/d以及泼尼松治疗基础上加服盐酸沙格雷酯100mg，每天3次口服，治疗后3个月观察疗效。结果18例TAO患者中有10例服用了盐酸沙格雷酯，治疗后其间歇性跛行距离较治疗前延长；8例静息痛患者中7例症状消失，1例改善；4例溃疡患者中3例愈合，1例未愈合。

方青波回顾性分析所在医院2009年7月至2012年7月期间采用盐酸沙格雷酯治疗的28例血栓闭塞性脉管炎患者的临床资料，比较服药前后患者间歇性跛行距离、静息痛评分、冷感评分及溃疡面积的差异。用药4周后，患者的无痛跛行距离和最长跛行距离延长，静息痛得分和冷感得分降低，溃疡面积缩小，差异均具有统计学意义（$P<0.05$）。

王海平于2001年3月至2008年3月间对43例血栓闭塞性脉管炎患者，按病情不同于前列腺素E1（PGE1）静脉滴注治疗，对其疗效进行观察及随访。结果43例患者中，15例患者经过7~14天治疗，疼痛消失，感觉和皮肤正常，病变及远侧动脉搏动正常，无坏疽和溃疡。28例患者疼痛缓解，皮肤变浅，病变及远侧动脉搏动无明显减弱，坏疽和溃疡面缩小。张蓓于1994~1999年，应用西洛他唑治疗肢体慢性缺血患者共53例，西洛他唑总有效率77.7%，对动脉硬化性闭塞症患者总有效率79.0%，对血栓闭塞性脉管炎患者总有效率73.3%，对间歇性跛行总有效率89.8%，对静息痛总有效率85.0%，对冷感总有效率67.9%，对溃疡总有效率61.5%。

原雅丽等2001~2002年对血栓闭塞性脉管炎4例、动脉硬化性闭塞症6例继发急性动脉血栓形成的患者，采取局部动脉推注溶栓药物的方法，选择血栓近端股动脉，7号针头顺行插入，推注尿激酶，首次冲击剂量为4400U/kg（成人用量），20分钟持量为4400U/kg（3000U/min）。待疼痛症状消失或者明显减轻，患肢变温暖停药。该组患者一次用（10~50）万U，每周1次，1~4次症状改善。溶栓中，同时血管内一次性推注普通肝素5000U（成人用量）。结果用药后患肢血液循环改善，足背皮肤较前温暖、足趾青紫消退、足背溃疡很快愈合。5例发现疼痛时间在5天内的患者用药后缓解。3例合并足趾坏死的患者疼痛减轻。溶栓组改善和增进肢体的血供减轻或解除疼痛，促进溃疡愈合方面均显著好于普通用药组（$P<0.05$）。

【推荐意见】

1. 肾上腺皮质激素能够控制血栓闭塞性脉管炎急性期发展，治疗血栓闭塞性脉管炎急性期伤口可能有效[1,2]（C）。

2. 盐酸沙格雷酯治疗血栓闭塞性脉管炎，可以改善肢体供血，对伤口愈合可能有效[3,4]（C）。

3. 前列腺素E1、西洛他唑片治疗血栓闭塞性脉管伤口有效[5,6]（C）。

4. 局部注药尿激酶溶解血管内血栓,可促进血栓闭塞性脉管炎伤口愈合[7](C)。

三、手术疗法

【证据】

王相如等于1989年9月至1994年7月行分期股浅动静脉转流术治疗下肢三期血栓闭塞性脉管炎21例(22肢),其中并行腰交感神经节切除组13例(13肢),未切除组8例(9肢)。用彩色多普勒检测第一期术后吻合口周围的血流动力学变化并进行比较。结果两组患者术后吻合口近端动静脉血流量均增加($P<0.01$),并神经节切除组较未切除组增加量多($P<0.05$);吻合口远端动脉血流量术后均无明显变化($P>0.05$);吻合口远端静脉离心方向血流量切除组较未切除组多($P<0.05$)。神经节切除组肢体溃疡或坏疽创面平均愈合时间较未切除组短,溃疡或坏疽创面平均愈合时间24天(同期未行切除组平均144天);皮温平均升高1.1℃(同期未行腰交感神经节切除组平均升高0.5℃)。作者认为此联合手术治疗下肢三期血栓闭塞性脉管炎能起协同作用,使缺血肢体获得更多动脉血,取得更好疗效。

何凯亮等2008年3月至2011年7月对8例血栓闭塞性脉管炎足底溃疡的患者进行研究,观察采用交腿皮瓣修复对侧足底溃疡的手术治疗效果。结果显示8例患者术后全部一期愈合,效果良好。因此应用交腿皮瓣修复对侧缺乏有效动脉血供的血栓闭塞性脉管炎足底溃疡是一种简单易行、损伤小、设计灵活、皮瓣供受区均易愈合的修复方法。

邱结华等回顾性分析2007年1月至2012年5月采用自体大隐静脉倒置旁路转流术治疗下肢血栓闭塞性脉管炎21例患者的临床资料,其中行股浅动脉-胫后动脉旁路转流术9例,股浅动脉-腓动脉旁路转流术5例,股浅动脉-腘动脉远端旁路转流术4例,腘动脉-胫后动脉旁路转流术3例。结果1例拟行股浅动脉-胫后动脉旁路转流术患者术中证实远端流出道差而终止手术,20例完成手术,成功率为95.2%。患者术后肢体远端血供均改善、静息疼消失、溃疡愈合;平均踝肱指数(ABI)由术前0.46 ± 0.12上升到术后1.05 ± 0.07($P<0.001$)。18例获得随访5~59(30.6 ± 7.5)个月,治疗效果稳定。

闫乔生等2003年回顾性分析7例静脉移植+静脉动脉化手术血栓闭塞性脉管炎患者的临床效果,结果术后次日原足痛症状基本消失、皮温升高、皮肤色泽红润、溃疡足趾创面渗出明显减少,除1例因其他原因导致手术失败后,余病例经3个月~3年随访,均已恢复工作。作者认为静脉移植+静脉动脉化术式是治疗1、2、3期患者的有效方法。

宁富民等1989年7月至1996年6月通过利用自体头静脉在患肢大隐静脉与患肢股动脉或髂外动脉之间搭桥,为66例91侧下肢血栓闭塞性脉管炎患者实施手术。结果术后下肢缺血性疼痛消失,皮温皮色恢复正常,足趾及跖部创面愈合,多普勒超声探测及动脉造影提示患足血供良好。

杨燕菲等回顾性分析所在医院2010年以来收治的22例血栓闭塞性脉管炎住院患者的临床资料,全部病例均有肢体的缺血性疼痛及下肢溃疡。结果10例行手术清创治疗,21例行截趾/肢术。其中16例行截趾术,3例行半足截除术,2例行小腿截肢术,切口愈合

21例,死亡1例。结论血栓闭塞性脉管炎患者经外科治疗后症状改善,提高了患者的生活质量。

蒋文萍等1998年7月至2005年3月收治下肢动脉闭塞症29例。男22例,女7例,年龄22~86岁。其中血栓闭塞性脉管炎(TAO)9例,动脉硬化性闭塞症(ASO)17例,糖尿病足(DF)3例。左下肢17例,右下肢11例,双下肢1例。测定踝肱指数(ABI)<0.96例,<0.523例。15例行数字减影血管造影检查提示有合适的流出道。根据动脉狭窄或闭塞部位和程度分别对11例患者行一期深组动静脉转流术;16例动脉旁路转流术;1例曾在外院行股总动脉血管旋切成形术者,做截肢处理;1例曾在外院行血管支架植入及人造血管移植者,行动脉旁路转流术。结果术后TAO患者坏死组织去除后2例创面Ⅰ期愈合,4例经换药后愈合,3例表浅坏死,坏死组织脱落后生长出正常组织。29例患者均获随访3个月~7年。术后治愈12例,明显改善10例,改善4例,无变化3例。ABI恢复正常12例,<0.914例,<0.53例。作者认为一期深组动静脉转流术和动脉旁路转流术是治疗下肢动脉闭塞症的有效方法,应用显微外科技术吻合血管可提高血管通畅率。

【推荐意见】

1. 分期股浅动静脉转流术联合腰交感神经节切除术能缩短血栓闭塞性脉管炎有效[8](B)。

2. 交腿皮瓣修复术治疗血栓闭塞性脉管炎足底伤口有效[9](C)。

3. 自体大隐静脉倒置旁路转流术治疗下肢血栓闭塞性脉管炎有利于血栓闭塞性脉管炎伤口愈合[10](C)。

4. 长段大隐静脉移植+静脉动脉化治疗1、2、3期血栓闭塞性脉管炎患者的有效,并利于伤口愈合[11](C)。

5. 一期大隐静脉动脉化治疗下肢血栓闭塞性脉管炎有效[12](C)。在改善血栓闭塞性脉管炎患者血运的前提下,外科清创术、截趾术、截肢术有利于这些患者的伤口愈合[13]。(C)

6. 一期深组动静脉转流术和动脉旁路转流术治疗下肢动脉闭塞症有效,并有利于血栓闭塞性脉管炎伤口愈合[14](C)。

四、腔内治疗术

【证据】

王铭义等2006年10月至2011年10月对56例确诊下肢血栓闭塞性脉管炎(TAO)患者联合采用"祛栓、导管溶栓、腔内成形、抗凝"方案进行治疗。结果显示术后近期总有效率88.9%,治愈率32.1%,有效率60.8%,无效率7.1%。随访时间(37±12)个月,按照Cooley疗效标准,痊愈12例(21.5%)、良好30例(53.5%)、一般8例(14.3%)、差及截肢6例(10.7%)。大部分患者患肢疼痛缓解,溃疡愈合,行走距离延长,踝肱指数(ABI)较术前明显提高。作者认为介入治疗对下肢TAO是一种较为安全有效的方法。

陈翠菊等2001年选取急慢性周围动脉栓塞患者9例10条肢体共52支相关动脉闭塞或栓塞,经手术暴露动脉做穿刺介入下行腔内超声消融动脉成形术。超声时间11~34分钟,平均19分钟,有的配合导管取栓或球囊扩张。结果腔内动脉超声消融对栓塞相关血管开通44支,开通率为84.6%。有效8例9条肢体,术后疼痛好转或消失,皮温升高,皮色好转,足背或胫后动脉可触及搏动6例,5例跳背及足趾发黑坏死经清创截趾创面均愈好出院。表明腔内低频、高强度超声消融技术是安全、有效的血管开通方式,可应用于临床。

【推荐意见】

1. 联合采用"祛栓、导管溶栓、腔内成形、抗凝"方案治疗血栓闭塞性脉管炎有效,并有利于伤口愈合[15](B)。

2. 腔内低频、高强度超声消融技术有利于血栓闭塞性脉管炎患者伤口愈合[16](C)。

五、干细胞移植

【证据】

李国剑等2007年4月至2011年12月对50例血栓闭塞性脉管炎(TAO)患者(62条患肢)行自体外周血干细胞移植术,采用主观指标包括患肢疼痛、冷感以及客观指标包括间歇性跛行距离、踝肱指数(ABI)、足部溃疡变化、皮温进行疗效评价。40例患者移植后随访9~36个月(平均22.5个月)症状改善后无加重; 6例患者6个月后因下肢疼痛加重,疼痛评分为4分,并伴有足趾溃疡,再次行外周血干细胞移植,再次移植后18个月,患者仅有下肢乏力,疼痛改善,疼痛评分为1分,足趾溃疡愈合,无间歇性跛行。

李学锋等2008年6月至2009年8月对13例TAO患者(17条患肢)行自体骨髓单个核细胞(BM-MNC)肌注移植术,采用主观指标包括患肢疼痛和冷感以及客观指标包括踝肱指数(ABI)、经皮氧分压(TcPO$_2$)和足部溃疡变化进行疗效评价。结果显示自体骨髓干细胞移植是一种安全、有效的治疗TAO手段,能改善患肢症状及促进溃疡愈合。

【推荐意见】

1. 骨髓干细胞、外周血干细胞移植治疗均利于血栓闭塞性脉管炎伤口愈合(B)。自体骨髓单个核细胞(BM-MNC)肌注移植术可以促进血栓闭塞性脉管炎伤口愈合[17](C)。

2. 自体外周血单个核细胞血管腔内途径移植治疗下肢缺血性疾病有效,利于血栓闭塞性脉管炎伤口愈合[18](C)。

六、中医药治疗

【证据】

霍光旭等2009年1月至2012年1月将40例血栓闭塞性脉管炎患者随机分为治疗组和对照组各20例两组均予相同的基础治疗,对照组另予小剂量尿激酶30万U加入生理盐水

100ml中静脉滴注,每天1次。治疗组在对照组治疗基础上加用丹红注射液治疗。结果治疗组显效率为90%高于对照组的80%($P<0.05$)。

伊红丽等2006至2007年将80例血栓闭塞性脉管炎患者随机分为两组,治疗组静滴丹红注射液,对照组静滴丹参注射液。发现治疗后治疗组相关临床症状明显改善,治疗组临床有效率高于对照组,未发现明显不良反应。

杜景辰等2007年8月至2010年12月选取30例血栓闭塞性脉管炎患者进行电针夹脊穴治疗。结果电针夹脊穴治疗后患者肢体冷感减轻,疼痛缓解,跛行距离延长,溃疡面积变小、愈合。

【推荐意见】

1. 丹红注射液或联合尿激酶应用,可以促进血栓闭塞性脉管炎伤口愈合[19,20](B)。

2. 电针夹脊穴治疗血栓闭塞性脉管炎伤口可能有效[21](C)。

七、其他疗法

【证据】

崔敏等观察2000年至2004年因TAO而足破溃的病例30例。随机分为两组,两组均排除吸烟及营养缺乏等干扰因素,均采用中西医结合药物治疗。西药PGE,100μg每日1次静脉滴注;维脑路通2.0g每日1次静脉滴注。局部换药处理。A组在全身用药和局部换药处理的同时,加用高压氧治疗;B组在全身用药和局部换药处理20天后破溃未愈,加用高压氧治疗,通过观察创面愈合情况及症状改善程度判定疗效。结果在相同治疗条件下,高压氧组创面愈合情况明显好于对照组,且临床症状的恢复程度均明显优于非高压氧组。

杜景辰等2001年8月至2007年8月选取78例血栓闭塞性脉管炎患者进行化学性腰交感神经切除联合股动脉灌注治疗。结果显示化学性腰交感神经切除联合股动脉灌注治疗后患者肢体冷感减轻; 疼痛缓解; 跛行距离延长; 踝肱指数提高; 溃疡面积变小、愈合。

【推荐意见】

1. 高压氧辅助治疗可能有利于血栓闭塞性脉管炎创面愈合[22](C)。

2. 化学性腰交感神经切除联合股动脉灌注治疗血栓闭塞性脉管炎可能有利于血栓闭塞性脉管炎创面愈合[23](C)。

（曹烨民　邢鹏超）

参考文献

1. 黎建华,汤秀芬. 肾上腺皮质激素治疗血栓闭塞性脉管炎急性期的临床观察[J]. 当代医学,2009,15(16): 97-98.

2. 黎建华. 脉得安配合肾上腺皮质激素治疗血栓闭塞性脉管炎120例[J]. 广州医药,2009,40(5): 51-52.

3. 黄晓钟,张纪蔚. 盐酸沙格雷酯治疗周围动脉炎性疾病[J]. 中国普外基础与临床杂志,2012,19(11): 1227-1228.

4. 方青波,阿力木江. 盐酸沙格雷酯治疗血栓闭塞性脉管炎的近期疗效[J]. 中国普外基础与临床杂志, 2014,21(6): 749-750.

5. 王海平. 前列腺素E1在血栓闭塞性脉管炎中的应用[J]. 中国伤残医学,2009,17(1): 120-121.

6. 张蓓. 抗血小板药—西洛他唑对肢体慢性缺血的治疗观察[J]. 职业与健康,2000,16(11): 99-100.

7. 原雅丽,赵瑛,刘增庆. 局部注药溶解血管内血栓的新方法[J]. 山西医科大学学报,2004,35(2): 151-153.

8. 王相如,林勇杰,詹世光,等. 联合手术治疗下肢三期血栓闭塞性脉管炎的初步结果[J]. 武警医学院学报, 2000,10(3),195-205.

9. 何凯亮,张林宏,范成杰,等. 交腿皮瓣修复血栓闭塞性脉管炎的足底溃疡[J]. 医学与哲学(临床决策论坛版),2011,32(11): 40-41.

10. 邱结华,周为民,张永梅等. 自体大隐静脉倒置旁路转流术治疗下肢血栓闭塞性脉管炎[J]. 中国普通外科杂志,2013,22(6): 689-692.

11. 闫乔生,杨波,许有,等. 长段大隐静脉移植、静脉动脉化治疗血栓闭塞性脉管炎[J]. 宁夏医学杂志, 2003,25(11),665-666.

12. 宁富民,李全业,吴中南,等. 一期大隐静脉动脉化治疗下肢血栓闭塞性脉管炎[J]. 中华显微外科杂志, 1997,20(4): 267-269.

13. 杨燕菲,马连芹,孙大庆. 外科治疗血栓闭塞性脉管炎溃疡22例分析[J]. 中国医药科学,2012,2(23): 191-192.

14. 蒋文萍,赵少平,刘德群. 应用显微外科技术治疗下肢动脉闭塞症[J]. 中国修复重建外科杂志,2006,20(9): 928-930.

15. 王铭义,王峰,纪东华,等. 下肢血栓闭塞性脉管炎的介入治疗体会[J]. 介入放射学杂志,2012,21(10): 850-854.

16. 陈翠菊,尹存平,赵青,等. 超声消融治疗周围动脉栓塞中的应用价值[J]. 中国超声诊断杂志,2001,2(4): 16-18.

17. 李国剑,杨镛,杨国凯,等. 自体外周血干细胞移植治疗血栓闭塞性脉管炎的临床应用[J]. 中国普外基础与临床杂志,2012,19(11): 1187-1190.

18. 李学锋,沈振亚,谷涌泉,等. 自体骨髓干细胞移植治疗血栓闭塞性脉管炎[J]. 中国普外基础与临床杂志,2010,17(7): 656-658.

19. 霍光旭. 丹红注射液联合尿激酶治疗血栓闭塞性脉管炎的疗效观察[J]. 临床合理用药,2013,6(3),80-81.

20. 伊红丽,杜志刚,陈则永,等. 丹红注射液治疗血栓闭塞性脉管炎临床观察[J]. 山东医药,2008,48(41): 87-88.

21. 杜景辰,李令根. 电针夹脊穴治疗血栓闭塞性脉管炎[J]. 针灸临床杂志,2011,27(10): 43-45.

22. 崔敏. 高压氧治疗TAO足破溃的疗效观察[J]. 海南医学,2004,15(7): 97-98.

23. 杜景辰,葛欣,白琳,等. 化学性腰交感神经切除联合股动脉灌注治疗血栓闭塞性脉管炎[J]. 中国医学装备,2008,5(7): 51-52.

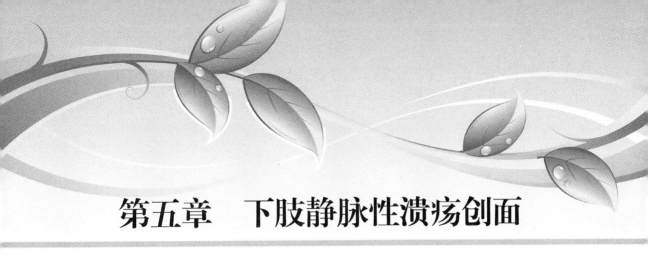

第五章　下肢静脉性溃疡创面

第一节　背　　景

下肢静脉溃疡即下肢静脉淤血性溃疡,主要为好发于胫部足靴区内侧、内踝及外踝区,通常为圆形或类圆形迁延不愈,反复发作的溃疡,又称为"臁疮",俗名"老烂腿"。其主要病因是长期静脉曲张淤血而引起皮肤营养性变化,有单纯大隐静脉瓣膜功能不全,深静脉瓣膜关闭不全或缺如,深静脉血栓后遗症及混合型等症。

第二节　手　术　治　疗

【证据】

2007年孙志刚采用保留大隐静脉主干、行交通支结扎手术治疗下肢皮肤营养障碍15例,术后随访,溃疡愈合,皮肤色素沉着明显减轻,局部营养改善,未出现大隐静脉曲张加重。

2008年卢忠对比大隐静脉曲张高位结扎加分段剥脱术与高位结扎加膝下经皮不开口缝扎术治疗大隐静脉曲张性下肢溃疡2年内复发率。对比38位患者47条患肢行传统手术和35位患者加肢体行高位结扎加分段缝扎手术下肢静脉性溃疡2年复发率。结果传统手术比分段缝扎手术2年复发率更低,其差异有统计学意义($P<0.01$)。

2009年周兴立等对12例下肢静脉血栓后综合征合并小腿静脉性溃疡患者通过腔内介入恢复髂股静脉血流和常规手术处理浅静脉曲张后,小腿静脉性溃疡处选择经皮溃疡周围环缝术治疗。术后患肢肿胀症状缓解或减轻,小腿溃疡愈合时间7~29天。

2009年杨国凯等将149例下肢静脉皮肤溃疡患者分为两组:动力旋吸术组(A组,76例),用激光行大隐静脉全程原位闭合,用经皮透光动力旋吸小腿曲张静脉和溃疡基底部;传统手术(B组,73例),大隐静脉高位结扎、抽剥、小腿曲张静脉及交通支切除、结扎。结果传统手术组患者小腿皮肤麻木、大腿淤斑、创口血肿等并发症多于旋吸术组,两组比较有显著性差异($P<0.05$)。旋吸术组患者术后2周、1个月下肢溃疡病例数少于传统组,两组比较有显著性差异($P<0.05$)。旋吸术组患者2周后下肢肿胀、乏力症状的例数少于传统组($P<0.05$)。两组均无下肢深静脉血栓形成和切口感染。

2013年刘珊等选择下肢静脉曲张继发皮肤溃疡患者200例,其中经皮透光负压旋切术治疗130例130条下肢(A组),非手术治疗70例70条下肢(B组)。于A组术后5、20、120和360天(即B组入院后8、23天,出院后97、337天)记录皮肤的感染率、坏死率、色素减退率、创面收缩率、溃疡愈合率及溃疡复发率等6项临床指标。术后5天皮肤感染率和皮肤坏死率两组差异无统计学意义($P>0.05$);术后20天A组创面收缩率与色素减退率较B组显著改善($P<0.05$);术后120天A组溃疡愈合率较B组显著升高($P<0.05$);术后360天溃疡复发率A组显著低于B组($P<0.05$)。

2002年张示杰等采用手术方式为内镜深筋膜下交通支静脉结扎、大隐静脉高位结扎并抽剥和小腿曲张浅静脉经皮连续环形缝扎术治疗14例下肢慢性静脉性溃疡,同时存在不同程度浅静脉倒流、交通支静脉功能不全、深静脉瓣膜功能不全。其中10例同时行血管镜下股浅静脉壁外瓣膜修复成形术。术后患肢症状和浅静脉曲张消失,14例静脉性溃疡短期内愈合。

2011年曲鹏飞等对36例原发性大隐静脉曲张患者(52条患肢)实施腔镜下筋膜腔内交通支离断术和大隐静脉主干高位结扎及抽剥术治疗,术后住院时间5~14天(平均9.5天)。随访3~24个月,溃疡于术后7~58天(平均14.6天)内愈合,未见复发及新生溃疡。

2006年钱建中等采用内镜深筋膜下结扎交通支治疗下肢复发性静脉性溃疡50例(56条患肢),结果55条下肢溃疡在10~49天内愈合,1条90天未愈,行小隐静脉高位结扎术后溃疡愈合。随访1~3年,6个月后复发1例,抗炎换药后愈合。18个月后2条复发,再行小隐静脉高位结扎术后溃疡愈合。

2010年蔡军等回顾性分析62例(76条下肢)患者接受内镜深筋膜下交通支离断术的治疗情况。结果所有病例浅静脉曲张消失,皮肤色素沉着显著减退,下肢溃疡3~5周愈合。

2009年张鹏等临床收治32例阻塞性静脉功能不全并发溃疡患者随机分为两组,每组16例,对照组行常规物理治疗及药物治疗;缝扎组在常规物理治疗及药物治疗外加行溃疡周围缝扎术。记录观察治疗前后主要的临床和实验室指标,分析组间差异。结果治疗后局部反流交通支缝扎组(1.0 ± 0.8)支,对照组(2.5 ± 1.2)支,两组差异有统计学意义($P=0.001$)。静脉血氧分压(39 ± 7)mmHg,对照组(32 ± 6)mmHg,两组差异有统计学意义($P=0.005$),治疗后溃疡部位经皮氧分压缝扎组(71 ± 12)mmHg,对照组(63 ± 11)mmHg。两组差异有统计学意义($P=0.007$)。缝扎组治疗后线粒体数量增多,局部浸润白细胞减少,粗面内质网形态正常。溃疡愈合时间(12 ± 6)天,复发率12.5%,两组差异有统计学意义($P<0.05$)。

2008年姚英杰等对48例(56条肢体)下肢淤血性溃疡患者行激光联合手术治疗。激光治疗联合高位大隐静脉结扎术42例(50条肢体);激光治疗联合股浅静脉瓣膜包窄术和大隐静脉结扎术6例(6条肢体)。结果所有患者随访3个月~4年,下肢溃疡全部愈合,恢复正常生活或工作,无一例复发。

【推荐意见】

1. 保留大隐静脉主干、行交通支结扎手术;腔镜下筋膜腔内交通支离断术和大隐静脉主干高位结扎及抽剥术;腔内激光闭合膝下段及溃疡床周围浅静脉有助于下肢皮肤溃疡愈合[1,2,5~8,10](C)。

2. 经皮溃疡周围环缝术有助于下肢溃疡愈合[9](B)。

3. 经皮透光动力旋吸术有助于下肢静脉性皮肤溃疡愈合[3,4](B)。

参考文献

1. 孙志刚. 保留大隐静脉的交通支结扎治疗静脉性皮肤营养障碍15例[J]. 河南外科学杂志,2007,3(13):88-89.

2. 卢忠. 大隐静脉曲张性下肢溃疡传统手术与分段缝扎的比较[J]. 医学创新研究,2008,7(5):71.

3. 杨国凯,杨镛,何晓明,等. 经皮透光动力旋吸术治疗下肢静脉性溃疡[J]. 中国血管外科杂志(电子版),2009,9(1):33-35.

4. 刘珊,杨镛,杨国凯,等. 经皮透光负压旋切治疗下肢浅表静脉曲张性溃疡130例[J]. 中国现代普通外科进展,2013,9(16):731-733.

5. 张示杰,彭心宇,牛建华,等. 内镜深筋膜下交通支静脉结扎治疗下肢慢性溃疡[J]. 农垦医学,2002,24(6):395-396.

6. 曲鹏飞,王红,韩俊泉,等. 腔镜下筋膜腔内交通支离断术治疗原发性大隐静脉曲张并皮肤溃疡[J]. 中国中西医结合外科杂志,2011,17(6):603-604.

7. 钱建中,张海峰,金凯,等.[J]. 内镜下交通支结扎治疗下肢复发性静脉性溃疡[J]. 中国普通外科杂志,2006,15(5):343-344.

8. 蔡军,龚仁华,何新苗,等[J]. 内镜深筋膜下交通支离断术治疗下肢静脉性溃疡[J]. 安徽医药,2010,14(3):307-308.

9. 张鹏,郭曙光,周兴立,等. 溃疡周围缝扎术治疗慢性阻塞性静脉功能不全并发的下肢溃疡[J]. 中华普通外科杂志,2009,24(11):908-910.

10. 姚英,徐君龙. 激光联合手术治疗下肢淤血性溃疡48例报告[J]. 徐州医学院学报,2008,28(5):338-339.

第三节 药 物 治 疗

【证据】

2010年宋香全对36例下肢静脉曲张性溃疡的患者,先进行下肢曲张静脉分段结扎术,然后对溃疡面充分清创,外涂湿润烧伤膏,无菌纱布包扎,每天换药2次。结果36例患者治疗4周后,34例均痊愈或好转,有效率达94.5%。

2010年金辉对28例下肢静脉曲张性溃疡的患者行小切口行高位结扎及曲张静脉剥脱术,然后创面应用美宝创疡贴直至痊愈。结果25例创面自行痊愈,3例由于溃疡面较深、组织缺损较多,行点状植皮后继续应用美宝创疡贴至创面愈合。

2001年李红芳等将150例下肢溃疡患者随机平均分为两组,治疗组外用利福平合紫草油膏治疗。对照组外用0.01%呋喃西林或0.5%碘附湿纱布治疗。结果两组临床总有效率分别为98.6%、94.7%,治疗组优于对照组($P<0.05$)。

2012年魏庆等将40例下肢慢性溃疡患者分为治疗组和对照组,每组各20例。治疗组以胶原海绵覆盖创面,对照组以凡士林纱布覆盖创面,疗程为4周。分别于治疗后2周、4

周采用照相法计算创面愈合率；治疗后1周、2周、4周评价创面肉芽积分。结果治疗组创面愈合率治疗后4周高于对照组，差异有统计学意义；创面肉芽积分在2周与4周时达到统计学差异。

2005年王金亭等回顾性分析对1998年以来收治的50例下肢静脉逆流性皮肤溃疡，采用局部应用MEBO治疗，其中6例配合自体点状植皮手术，同时对原发病病因对症治疗。结果50例患者，经过4~8周的治疗，有效率达100%。皮肤瘢痕轻微，功能和结构接近正常，预后良好。

2012年熊墨年等将52例患者随机分为治疗组、对照组各26例，采用随机、开放、平行对照方法评估复方溃疡宁纱条和外用牛碱性成纤维细胞生长因子纱条外敷治疗下肢慢性溃疡的疗效。结果：治疗6周后，治疗组总有效率92.3%，对照组80.7%，两组比较有统计学差异（$P<0.05$）。

2012年查中明等回顾性分析30例下肢慢性溃疡患者按随机数字表法分为复方溃疡宁治疗组（研究组15例，复方溃疡宁纱条外敷创面）和凡士林治疗组（对照组15例，凡士林油纱条外敷创面），2组均每天更换敷料1次，必要时及时换药，2周为1个疗程，其他治疗相同。比较2组疗效和溃疡愈合时间，并对患者血尿常规及肝肾功能等主要生化指标及不良反应进行监测。结果治疗2个疗程后，治疗组有效率为93.3%，明显高于对照组73.3%（$\chi^2=4.813$、$P=0.028$），治疗组平均愈合时间（18.13 ± 3.27）天，较对照组（23.07 ± 2.95）天短（F=0.089，$P<0.01$）。

2012年应语等通过双盲、随机、对照研究评价生肌玉红膏对下肢慢性溃疡创面脓腐坏死分泌物的作用。实验组使用生肌玉红膏中医外科传统外治疗法，对照组采用凡士林油纱布外用治疗。由第三方数据管理机构将257例下肢慢性溃疡患者随机派为试验组与对照组，通过标准化临床路径对患者进行下肢创面临床治疗，记录患者创面坏死脓腐分泌物各项量化数据，由临床研究人员传输至第三方数据管理机构，治疗结束后，由第三方数据管理机构在监察员监督下揭盲，并分析结果。结果：揭盲后显示两组患者治疗前在性别构成比、病程、病因、发病部位及创面面积大小各方面分布均衡一致；创面坏死脓腐组织脱落积分试验组明显低于对照组（$P<0.01$）；创面渗出液的性质、色泽、气味、性状及渗液量试验组以色泽鲜明、无气味或气味淡腥血清样渗出液为主，对照组以色泽黄白或鲜明，部分黄浊，气味淡腥，血清及浆液样为主，部分有臭秽，治疗14天后试验组明显优于对照组（$P<0.05$），21天时$P<0.01$。临床痊愈率试验组为28.46%，对照组为10.16%；显效率试验组为46.34%，对照组为15.62%（$P<0.01$）。结果提示生肌玉红膏可通过干预下肢慢性创面的炎症反应而促进愈合。

2005年肖秀丽等将50例慢性下肢溃疡患者随机分为两组，治疗组25例，口服生肌化瘀方同时配合外用生肌散创面换药；对照组25例，单纯外用生肌散换药，两组均每日1次，治疗4周。观察创面愈合率及新生肉芽及上皮组织生长情况。结果生肌化瘀方合生肌散组治疗慢性下肢溃疡，可以提高创面愈合率，促进新生肉芽及上皮组织生长的作用，明显优于对照组（$P<0.05$）。

2006年徐文彬等将50例慢性下肢溃疡患者按先后顺序分为两组，治疗组25例，口服生肌化瘀方同时配合外用生肌散创面换药。对照组25例,单纯外用生肌散换药,两组均1次/天。治疗4周,观察创面愈合率及创面色泽、渗液量情况。结果生肌化瘀方合生肌散组治疗慢性下肢溃疡,可以提高创面愈合率,改善创面色泽和调节渗液量的作用,明显优于对照组($P<0.05$)。

2012年李晨等进行临床多中心、双盲、随机对照研究,客观评价生肌玉红膏促进创面愈合的作用。实验组使用生肌玉红膏中医外科传统外治疗法,对照组采用凡士林油纱布外用治疗,通过双盲、随机、对照研究,由第三方数据管理机构将257例下肢慢性溃疡患者随机派为实验组与对照组,通过标准化临床路径对患者进行标准化治疗,并记录患者临床观察表的各项数据,由第三方数据管理、揭盲,并分析结果。结果揭盲后显示两组患者治疗前在性别构成比、病程、病因、发病部位及创面面积大小等方面分布均衡一致。实验组临床痊愈率与显效率均优于对照组($P<0.0001$);实验组创面坏死脓腐组织积分明显低于对照组,脓腐组织脱落例数在治疗后14天至结束时起可达到对照组的1.4倍($P<0.001$);创面渗出液的性质、色泽、气味、性状及渗液量积分改善明显优于对照组,治疗后14天实验组积分显著低于对照组($P<0.05$),21天时更加明显($P<0.001$);下肢水肿的改善迟于脓腐的去除,实验组在治疗后21天时与对照组比较差异有统计学意义($P<0.01$),安全性分析显示两组患者均未出现不良反应。结果提示生肌玉红膏可去除创面坏死脓腐、改善创面渗出液的状况,以"煨脓长肉"而促进肉芽生长,提高下肢慢性创面愈合率,临床未见不良反应。

2012年王江涛等采用多中心双盲、随机、对照研究,通过总体疗效判断及溃疡创面肉芽生长无创积分评估生肌玉红膏在治疗下肢慢性溃疡创面愈合的效果。由第三方数据管理机构将257例下肢慢性溃疡患者随机派为实验组与对照组,实验组外用生肌玉红膏,对照组外用与其外观气味一致的凡士林油纱布。通过标准化临床路径对患者进行创面清除坏死组织,并记录患者临床观察表的各项量化数据,由临床研究人员传输至第三方数据管理机构,治疗全部结束后,由第三方数据管理机构在监察员监督下揭盲,并分析结果。结果揭盲后显示两组患者治疗前在性别构成比、病程、病因、发病部位及创面面积大小个方面分布均衡一致;实验组临床痊愈率为28.46%,显效率为46.34%,均是对照组的3倍左右($P<0.001$);创面肉芽生长状况示出实验组创面颜色变化早于肉芽生长的变化,实验组治疗后14天以后实验组显著创面肉芽生长显著好于对照组($P<0.005$),创面深度与肉芽覆盖的表现一致,而创面肉芽颜色改变实验组在治疗后7天即显著优于对照组($P<0.003$)。结果表明生肌玉红膏可以通过促进肉芽生长来提高下肢慢性创面愈合率,总体疗效明显。

1997年唐汉钧等共观察臁疮患者41例。将患者随机分为白玉膏组和复黄生肌膏组,其中白玉膏组20例,复黄生肌膏组21例。结果复黄生肌膏组21例中痊愈17例,显效2例,好转2例;白玉膏组20例中痊愈9例,显效5例,好转5例,无效1例。经 χ^2 检验,两组痊愈率差别有显著性意义($P<0.05$)。观察期间,笔者每2周做1次疮面分泌物普通细菌培养,结果复黄生肌膏组阳性率为29.4%(15/51),白玉膏组阳性率为52.3%(34/65),两组差异有显著性意义($P<0.05$)。

2007年昊胜春等回顾性分析自2005年1月至2007年5月采用间歇充气与湿润烧伤膏（MEBO）联合。治疗下肢静脉曲张性溃疡26例，29个创面。充气疗法用DL-1200K型空气波压力治疗仪实施。结果水肿消退明显，溃疡创面平均愈合时间为（31.5±9.9）天。

【推荐意见】

1. 采用大隐静脉剥脱术和低位分段结扎术联合MEBO，间歇性充气与MEBO联合，MEBO局部治疗可促进下肢静脉性溃疡愈合[1,5,14]（C）。

2. 美宝创疡贴结合微创点状剥脱术可加快下肢静脉曲张性溃疡创面愈合[2]（C）。

3. 胶原海绵比凡士林纱布更能促进慢性下肢溃疡肉芽生长，提高慢性疮面愈合率[4]（B）。

4. 复方溃疡宁、复黄生肌膏、利福平合紫草油膏、祛瘀生肌（内外合治）法也见于文献报道，对下肢静脉性溃疡愈合可能有效[3,6,7,9,10,13]（D）。

5. 生肌玉红膏可通过去除创面坏死脓腐、改善创面渗出液的状况及促进肉芽生长而促进创面愈合，但生肌玉红膏是传统中医外科用药，其临床疗效需进一步验证[8,11,12]（A）。

参考文献

1. 宋香全. 湿润烧伤膏治疗大隐静脉曲张合并溃疡临床体会[J]. 中国烧伤疮疡杂志,2010,22（3）: 200-201.

2. 金辉. 美宝创疡贴结合微创点状剥脱术治疗下肢静脉曲张性溃疡[J]. 中国烧伤疮疡杂志,2010,22（3）: 243-244.

3. 李红芳,段玉芬. 利福平合紫草油膏治疗慢性下肢溃疡150例[J]. 陕西中医,2001,22（9）: 528.

4. 魏庆,任伟业,张晶,等. 胶原海绵在慢性下肢溃疡中应用临床疗效观察[J]. 安徽医药,2012,16（7）: 949-950.

5. 王金亭,李春满. MEBO治疗下肢静脉逆流性皮肤溃疡疗效观察[J]. 中国烧伤疮疡杂志,2005,17（2）: 120-122.

6. 熊墨年,彭旦明,袁庆文,等. 复方溃疡宁纱条治疗下肢慢性溃疡的临床观察[J]. 西部中医药,2012,25（3）: 1-2.

7. 查中明,袁庆文,王世知. 复方溃疡宁纱条治疗下肢慢性溃疡的疗效评估[J]. 南昌大学学报（医学版）. 2012,52（11）: 15-18.

8. 应语,袁庆文,王世知,等. 生肌玉红膏干预下肢慢性溃疡创面炎症反应的临床研究[J]. 西部中医药, 2013,26（2）: 7-11.

9. 肖秀丽,王振宜,范斌,等. 祛瘀生肌（内外合治）法治疗慢性下肢皮肤溃疡50例临床观察[J]. 中国中西医结合皮肤性病学杂志,2005,4（3）: 176-178.

10. 徐文彬,李斌,肖秀丽,等. 祛瘀生肌法对慢性下肢溃疡创面色泽及渗液量的影响[J]. 中国中西医结合外科杂志,2006,12（2）: 103-105.

11. 李晨,姚昶,张晶,等. 生肌玉红膏促进下肢慢性溃疡愈合257例临床多中心研究[J]. 北京中医药,2012, 31（11）: 803-807.

12. 王江涛,张晓清,姚昶,等. 生肌玉红膏促进下肢慢性溃疡肉芽生长257例的临床多中心对照研究[J]. 中国医药指南,2012,10（34）: 1-3.

13. 唐汉钧,章学林,李斌,等. 复黄生肌膏治疗下肢静脉曲张性溃疡[J]. 辽宁中医杂志,1997,24（1）: 28.

14. 昊胜春,韩胜,彭彦辉,等. 间歇性充气加MEBO治疗下肢静脉曲张性溃疡的临床观察[J]. 中国烧伤疮疡杂志,2007,19（4）: 335-337.

（曹烨民 赵 诚）

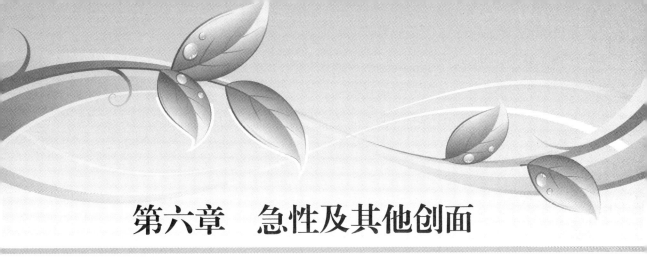

第六章　急性及其他创面

第一节　急性伤口

一、背景

急性伤口（acute wounds）是指各种突发事件或手术造成的创伤,使皮肤组织的完整性受到破坏,常伴有组织的缺损。

随着社会经济的发展、人们生活方式的改变,各种事件如多类型的交通事故、手术创伤导致的急性伤口也变得多样复杂,增加了诊疗的难度。组织缺损少、创缘整齐的急性伤口急诊处理简单,且一般可一期愈合,但大面积、复杂的急性伤口处理困难,后期愈合也困难。新型敷料、医疗新技术随之发展,辅助医护人员进行创面处理。

二、伤口清洗

【证据】

2009年胡敏等纳入120例急性手外伤患者,进行伤口不同清洗方法的随机对照研究。该研究应用两种不同方法清创后创面细菌培养结果显示:冲洗组阳性例数2例,擦洗组阳性例数11例（$P<0.01$）;冲洗组清洗伤口时疼痛分值为（2.46 ± 1.26）分,远低于擦洗组的（4.38 ± 1.46）分。

2013年贾启等研究了多糖创口清洗液（内有透明质酸、壳聚糖）对小鼠实验性创伤的治疗作用。结果表明:创口清洗液与空白对照比较,止血时间可减少22.5%;伤后第5天,愈合面积增加20.8%,结果差异性显著。

【推荐意见】

1. 采用涡流式水流冲洗法冲洗伤口较普通擦洗法清洗伤口能减轻伤口清洗疼痛,并能减少细菌[1]（B）。

2. 动物实验显示多糖创口清洗液（内有透明质酸、壳聚糖）有止血作用同时可促进创面愈合[2]（D）。

三、小面积简单伤口处理

【证据】

2007年彭少林纳入220例包茎、包皮过长、尿道下裂的住院手术患儿,分为使用纳米银敷料换药的观察组和常规换药的对照组,进行对照研究。该研究表明:观察组患儿创面第1天、3天、5天换药疼痛较对照组轻,术后第5天观察组创面面积小于对照组。

2013年洪海斌等纳入60例儿童面部创伤性伤口患者,进行了皮肤粘合剂(DERMABOND)治疗的非随机对照研究。其中皮肤粘合剂(DERMABOND)治疗组30例,传统5-0丝线缝合对照组30例,随访3~6个月,平均3.2个月。该研究表明:治疗组伤口美观满意度96.67%,对照组70.00%,有统计学差异。

2010年唐正东等纳入125例寻常疣患者进行了重组人表皮生长因子的随机对照研究。该研究表明,重组人表皮生长因子外用治疗组比对照组平均肿胀时间、平均愈合时间短,创面渗出物少且颜色浅,两组差异有统计学意义。2013年孙晓琦等纳入142例嵌甲行拔甲手术患者,进行重组人表皮生长因子凝胶的非随机时间对照研究,其中治疗组82例,对照组60例,该研究显示:治疗组术后甲床愈合时间在7~8天、9~10天及11天及以上例数分别为40例、18例及2例,对照组分别为20例、40例及22例,经统计学分析均有显著性差异。

2011年周桂花等纳入62例因皮脂腺脓肿行脓肿切开引流并换药的患者进行非随机对照研究,实验组患者用藻酸盐敷料换药,对照组用凡士林纱条换药。观察两组患者换药时疼痛的程度及创面愈合时间。结果实验组患者疼痛程度0级27例、1级5例、2级0例、3级0例;对照组0级6例、1级19例、2级5例、3级0例,实验组明显优于对照组。实验组切口平均愈合时间14.9天、平均换药次数6.5次,对照组切口平均愈合时间17.7天,平均换药次数9.9天。2011年郑亚萍等纳入接受拔甲术的68例患者进行了非随机对照研究,实验组患者用改良式藻酸盐敷料换药,即在藻酸盐敷料的上面再平铺4层生理盐水纱布作为换药的内层敷料。对照组患者仅藻酸盐敷料作为内层敷料换药。观察两组患者换药时疼痛的程度及创面愈合时间。结果实验组患者疼痛程度低于对照组,创面愈合时间优于对照组。

【推荐意见】

1. 纳米银医用抗菌敷料用于包皮手术创面的换药较普通凡士林纱布有防粘连、减轻疼痛和促进创面愈合作用[3](B)。

2. 皮肤粘合剂(DERMABOND)和传统5-0丝线缝合相比,操作简便易行,效果满意,能增加美观满意度[4](B)。

3. 重组人表皮生长因子可促进小手术如寻常疣手术、拔甲手术后的创面愈合,可缩短愈合时间[5,6](B)。

4. 藻酸盐敷料用于皮脂腺脓肿切开引流伤口换药,可以促进伤口愈合,减少更换敷料次数,减轻患者疼痛[7],使用藻酸盐敷料作为内层敷料时加用4层生理盐水纱布更能有效减轻患者的疼痛和缩短疗程[8](B)。

四、大面积复杂伤口

【证据】

2013年杨瀚君等纳入60例大面积皮肤撕脱伤患者进行了非随机时间对照研究,其中26例为负压引流封闭治疗组,34例为常规治疗对照,该研究显示治疗组开始植皮时间为6小时~3天,植皮术后(5.0±2.3)天去除负压引流封闭治疗敷料后发现所植皮片全部成活,平均成活率95.23%,经换药后,创面愈合,植皮后的换药次数为(1.5±0.5)次;对照组开始植皮时间10~14天,皮肤成活时间(6.6±2.8)天,成活率86.47%,植皮后的换药次数为(6.0±1.5)次。2012年朱守成等纳入75例四肢大面积皮肤损伤患者进行非随机时间对照研究,37例为负压引流封闭治疗组,38例患者为常规治疗对照组。该研究显示:治疗组患者在植皮前的治疗时间7.5天,住院时间为14~25天,首次植皮成活率94.59%;对照组治疗时间13.1天,住院时间14~151天,首次植皮成活率81.58%。治疗组创面金黄色葡萄球菌生长2例,对照组金黄色葡萄球菌、蜡样芽胞杆菌、假单胞菌各有17例、3例、1例。2011年徐雪梅等纳入16例皮肤撕脱伤患者,采用中厚皮反取皮原位移植,以负压封闭引流,负压在-30~-20kPa。24小时持续负压吸引5~7天。结果16例原位植皮皮片存活;2例患者有局部皮片坏死。2012年黄兰珍等纳入40例软组织损伤患者。所有患者行负压引流封闭治疗术后7~14天,再行创面游离植皮术。结果发现负压引流封闭治疗的疗效与患者的伤情组织有无外露、负压大小及伤口有无合并感染3个因素都相关。当有组织外露时负压引流封闭治疗的效果较差。负压的大小也是影响疗效的因素,-20kPa时创面愈合只有41.1%,明显较负压为-60kPa差。创面有无合并感染也是重要因素,有感染的创面负压引流封闭治疗愈合率只有37.5%。2013年范相成等纳入15例四肢大面积皮肤脱套伤者,皮肤脱套范围为18cm×12cm~62cm×33cm。对15例患者清创后皮片修剪成中厚皮回植并以负压引流封闭治疗覆盖创面,负压保持在-400~-100mmHg并每隔4小时冲洗5分钟,冲洗液加入适量敏感抗生素。结果发现15例经6~9天负压引流封闭治疗后,回植皮肤90%以上成活;2例大腿部分皮肤缺损创面经负压引流封闭治疗9天后创面红润,经取头皮植皮后愈合。15例均获随访,随访时间6~10个月。中厚皮回植后部分颜色发暗,感觉迟钝。

2012年梁茶等纳入严重大面积皮肤撕脱复合伤合并创面感染坏死21例患者,采取彻底清除坏死组织,充分引流,对肉芽创面及坏死感染程度较轻创面予自体皮片移植,坏死感染较严重及创面较深者采用负压引流技术,合并有肌腱和骨外露创面则利用皮瓣、肌皮瓣或游离皮瓣移植修复创面。结果21例46个创面经分次手术后全部治愈。其中应用负压引流技术9例次,自体皮片移植55例次,局部皮瓣转移26例次,阔筋膜张肌肌皮瓣转移13例次,阴股沟皮瓣转移6例次。除5例次移植皮瓣远端部分坏死外,其余均成活良好。创面完全愈合时间为31~102天,平均(48.10±12.14)天。

2012年李振等纳入18例42指损伤伴皮肤软组织缺损患者,根据手指损伤的部位、形状、面积设计局部转移皮瓣,修复创面。结果显示术后皮瓣全部成活,随访3~9个月,皮瓣质地优良,无明显疼痛,指间关节活动正常。

2011年王浩等纳入14例北京积水潭医院急诊外伤后足背严重皮肤软组织缺损患者,均有肌腱外露或骨外露。14例患者所有创面均进行彻底清创后以人工真皮移植,2周左右进行二期自体皮移植手术。结果显示14例患者创面均一期愈合,自体皮成活良好。

2013年胡洪良等纳入87例小腿外伤皮肤缺损合并骨外露患者,采用小腿内侧皮瓣、小腿外侧皮瓣、腓肠神经营养血管皮瓣、隐神经营养血管皮瓣、外踝上皮瓣及股前外侧皮瓣带蒂移植及游离移植等方法进行修复。结果显示87例移植92块皮瓣,1例隐神经营养血管皮瓣远端2cm×3cm部分坏死,经清除换药后愈合,另1例腓肠神经营养血管皮瓣因静脉回流障碍而拆除缝线,待其肿胀消退后再次缝合后成活,3例伤口少量渗出,经换药后愈合,其余均顺利一期愈合;术后随访6个月~2年,无破溃,且供区功能无影响。

【推荐意见】

1. 封闭负压引流治疗大面积皮肤损伤患者可促进创面生长,减少细菌感染,明显提前植皮时间,缩短植皮成活时间,提高皮片成活率[9,10](B);自体皮肤回植联合负压封闭引流是皮肤撕脱伤简单有效的治疗[11],术前应该充分清创,应保持负压为(40~60)kPa治疗效果好[12],植皮患者增加创面冲洗保证创面引流通畅可减少换药工作量[13](C)。

2. 严重大面积皮肤撕脱复合伤急症处理要及时,彻底清创和充分引流是防止创面进一步恶化的关键,选择正确的修复方法可促进感染坏死创面早期愈合,有效改善功能与外观[14](C)。

3. 采用局部转移皮瓣联合应用修复同手多指皮肤缺损与腹部带蒂皮瓣比较可减少手术次数,缩短住院时间[15](C)。

4. 对于小面积手足肌腱外露或骨外露的植皮难以存活的皮肤软组织缺损创面,可以考虑人工真皮结合二期植皮[16](C)。

5. 合并骨外露的小腿皮肤缺损通过皮瓣移植进行修复,可获良好疗效[17](C)。

五、其他辅助药物及敷料

【证据】

2010年孔德全等纳入95例皮肤软组织撕脱伤患者进行非随机对照研究,其中60例为牛碱性成纤维细胞生长因子治疗组,另外35例为常规治疗对照组。该研究表明治疗组创面愈合时间14.3天,明显短于对照组20.0天;3周内总愈合率治疗组69%高于对照组32%。2009年刘启等纳入96例创伤性皮肤缺损的患者进行了随机对照研究。该研究表明人工细胞愈合膜配合表皮生长因子治疗的实验组平均愈合时间为25.35天,而常规换药对照组平均愈合时间为31.46天,实验组愈合时间显著低于对照组愈合时间。

2011年王利英等纳入364例外伤有中度污染伤口的患者进行了非随机对照研究,其中康复新液(主要成分来源于美洲大蠊提取物)治疗组205例,对照组159例患者。该研究表明,对于中度以上污染伤口进行常规缝合后,治疗组平均住院天数7.5天,比对照组11.6天明显减少,且感染并发症明显下降。2011年申利彬等纳入219例皮肤软组织缺损患者进行了非随机时间对照研究。该研究表明康复新液（主要成分来源于美洲大蠊提取物）治疗组皮缘生长速度0.78mm/d明显高于对照组0.53mm/d。2013年郑大为等纳入72例四肢开放性软组织损伤患者，进行了非随机对照研究。该研究表明，治疗组平均愈合时间为7.33天，对照组为12.00天，治疗组比对照组创面愈合时间缩短4.67天。

【推荐意见】

1. 应用牛碱性成纤维细胞生长因子可促进皮肤软组织撕脱伤创面愈合过程[18]（B）；人工细胞愈合膜配合表皮生长因子可缩短创伤性皮肤缺损的愈合时间，增加创面愈合率[19]（C）。

2. 在常规处理基础上，应用康复新液（主要成分来源于美洲大蠊提取物）湿敷开放性外伤缝合伤口，能减少感染并缩短住院时间[20]（B）；用于皮肤软组织损伤可提高皮缘生长速度[21]，与常规治疗相比能促进伤口愈合[22]（C）。

六、动物实验进展

【证据】

2012年孙丽等在大鼠上分离并鉴定骨髓间充质干细胞（BMSCs），联合活化素（activinB）移植大鼠并进行活体成像仪及冷冻切片观察。活体成像仪结果显示3天、7天观察实验组大鼠皮肤创面均有细胞表面标记物CD90荧光阳性。术后各时间点BMSCs移植组创面愈合率均高于对照组。2013年刘晓玉等分离培养人脂肪间充质干细胞，并将磁性纳米颗粒标记的人脂肪间充质干细胞以皮内注射方式移植到一个面积为1cm^{2}的皮肤小鼠创面四周。分别于伤后0、7和14天观察创面愈合情况，并与对照组进行比较分析。结果显示移植组于创伤后第7天创面愈合率为74.6%±4.1%，14天为96.5%±1.5%，均显著高于对照组7天的26.7%±1.9%，14天的47.3%±2.3%。

2010年但卫华等利用组织工程化真皮移植法进行兔皮肤损伤修复，观察修复过程，比较其修复效果，并进行组织学观察和BrdU免疫组织化学染色观察。结果显示实验组修复效果优于空白组，实验组愈合时间为（18.2±3.8）天，空白组为（28.2±2.3）天。2013年张莉等利用密度梯度离心法制备富含生长因子的浓缩血小板血浆，在裸鼠的背侧部分构建大面积皮肤创面，分别用人工真皮（A），组织工程皮肤（B），牛碱性成纤维细胞生长因子组织工程皮肤（C），表皮生长因子组织工程皮肤（D）和富血小板血浆（platelet-rich plasma，PRP）结合组织工程皮肤（E）修复裸鼠巨大创面。结果显示，术后21天创面愈合情况A组32.2%、B组100%、C组80.26%、D组93.22%、E组100%，免疫组织化学分析pan-ck，vimentin，CK15，CD29蛋白分析结果也证实伤口愈合程度是E组＞C组，D组＞B组＞A组，证明PRP结合组织工程皮肤组创面修复愈合情况最好。

2014年张硕峰等制作家兔皮肤创伤模型后，分别使用复方黄柏液及莫匹罗星软膏外敷伤口，观测创面愈合情况，结果显示复方黄柏液高浓度换药上皮细胞覆盖率为78.28%，而莫匹罗星软膏为47.57%。同时复方黄柏液叶可抑制受试菌的生长情况。

2012年赵建玲选取40只雄性小鼠,制备机械性创伤小鼠模型,随机分为实验组和对照组。实验组给予肌内注射干扰素-γ(每支1000kIU),隔日1次,每次1支,连续治疗14天,对照组不做处理。观察两组小鼠的愈合情况。结果显示:实验组20只小鼠,伤口愈合时间为14~20天,平均(16.08±1.73)天,对照组为10~15天,平均(12.75±1.54)天。第14天时,实验组动物伤口愈合1只,对照组18只,后者明显多于前者。

【推荐意见】

1. 人脂肪间充质干细胞移植、活化素(activin B)联合骨髓间充质干细胞移植对皮肤创伤修复都可能起到促进作用[23,24](D)。

2. 利用组织工程化真皮移植于兔全层皮肤缺损创面后能成活,愈合效果好[25],富血小板血浆(platelet-rich plasma,PRP)结合组织工程皮肤修复创面可以更好地促进创面愈合[26](D)。

3. 高浓度的复方黄柏液可促进动物兔皮肤切开和切除伤口的愈合并对金黄色葡萄球菌、乙型链球菌、铜绿假单胞菌具有抑制作用[27](D)。

4. 干扰素-γ可延迟皮肤创面愈合时间,从而影响创面愈合[28](D)。

参考文献

1. 胡敏,吴洁华,陈玉兰. 两种清洗方法对急性伤口清创效果的研究[J]. 实用临床医学,2009,10(9):108-109.

2. 贾启,郁建平. 新型创口清洗液对小鼠皮肤实验性创伤的治疗作用考察[J]. 山地农业生物学报,2013,32(3):258-260.

3. 彭少林,陈迪祥,苏刚,等. 纳米银医用抗菌敷料在小儿泌尿外科手术创面的应用特点[J]. 临床医学,2007,2(40):8181-8184.

4. 洪海斌,黄之抗,蔡家骥,等. 皮肤粘合剂(DERMABOND)用于儿童面部创伤性伤口修复的临床应用观察[J]. 临床探讨,2013,51(8):158-161.

5. 唐正东,徐丽敏,刘刚,等. 重组人表皮生长因子促进寻常疣治疗后创面愈合的临床观察[J]. 中国中西医结合皮肤性病学杂志,2010,9(6):379-380.

6. 孙晓琦,秦瑞雨,李永华. 重组人表皮生长因子凝胶在拔甲术后的应用观察[J]. 内蒙古中医药,2013,3:95-96.

7. 周桂花,朱玉芳,王胜琴. 藻酸盐敷料用于皮脂腺脓肿切开引流创面换药的效果[J]. 全科护理,2011,9(11):3040-3042.

8. 郑亚萍,张剑美. 改良式藻酸盐敷料用于拔甲术后创面换药的效果[J]. 护士进修杂志,2011,9(26):1601-1602.

9. 杨瀚君,王伍超,陈辉,等. 负压引流封闭治疗应用于创伤性皮肤缺损植皮的临床疗效观察[J]. 创伤外科杂志,2013. 15(4):370.

10. 朱守成. 四肢创伤性大面积皮肤缺损患者应用封闭负压吸引的治疗效果[J]. 临床研究,2012,50(11):57-60.

11. 徐雪梅,张芹玉. 自体皮肤回植联合负压封闭引流治疗皮肤撕脱伤16例分析[J]. 中国误诊学杂志,2011,11(19):4763.

12. 黄兰珍,王兆杰,谢梦静,等.封闭式负压引流在创伤骨科中应用效果影响因素[J].中国现代医药杂志,2012,14(7):71-72.

13. 范相成,邵向明,许刚.负压封闭引流技术+皮片游离回植治疗大面积皮肤脱套伤[J].中国医师杂志,2013,15(11):1559-1560.

14. 梁茶,彭云,等.严重大面积皮肤撕脱复合伤感染坏死创面处理[J].中华损伤与修复杂志,2012,7(2):49-52.

15. 李振,李忠,刘雪涛.局部转移皮瓣联合应用在手部多指皮肤软组织缺损修复中的应用[J].解放军医药杂志,2012,24(8):40-42.

16. 王浩,陈欣.人工真皮修复急性创伤后足背皮肤软组织缺损14例[J].中国组织工程研究与临床康复,2011,15(42):7977-7980.

17. 胡洪良,李锦永,等.小腿皮肤缺损合并骨外露87例外科修复[J].中华实用诊断与治疗杂志,2013,27(1):46-47.

18. 孔德全,王金高,聂贤武,等.牛碱性成纤维细胞生长因子在皮肤软组织撕脱伤创面修复中的临床价值[J].中国综合临床,2010.26(3):314-317.

19. 刘启,严坚,熊南山,等.人工细胞愈合膜配合表皮生长因子治疗皮肤缺损的临床观察[J].中国医院药学杂志,2009,29(21):1854-1856.

20. 王利英.康复新液(主要成分来源于美洲大蠊提取物)浸渍用于开放性外伤切口205例[J].传统医药,2011,20(10):68.

21. 申利彬.康复新液(主要成分来源于美洲大蠊提取物)湿敷治疗皮肤软组织缺损104例临床疗效观察[J].四川医学,2011,32(3):402-403.

22. 郑大为.康复新液(主要成分来源于美洲大蠊提取物)浸渍用于四肢开放性软组织损伤36例[J].陕西中医学院学报,2013,36(2):71-72.

23. 孙丽,王雪儿,张敏,等.ActivinB联合BMSCs不同移植方式对大鼠皮肤创伤愈合的治疗[J].中国临床解剖学杂志,2012.30(2):197-203.

24. 刘晓玉,王瑞,张涛,等.人脂肪间充质干细胞对皮肤创伤修复的作用[J].基础医学与临床,2013,33(11):1377-1381.

25. 但卫华,林波,李凯,等.基于pADM的组织工程化皮肤修复新西兰兔皮肤损伤[J].四川医学,2010.31(11):1573-1575.

26. 张莉,郁淼,王浩,等.PRP结合组织工程皮肤修复裸鼠巨大创面的实验研究[J].现代生物医学进展,2012,12(6):1065-1074.

27. 张硕峰,贾占红,吴金英,等.复方黄柏液对家兔皮肤破损创口愈合的影响及其抗菌活性[J].中国新药杂志,2014,23(11):1330-1333.

28. 赵建玲,王尚宏.干扰素-γ对皮肤创伤愈合的影响[J].山西职工医学院学报,2012,22(6):4-6.

第二节 烧 伤

一、背景

烧伤是特殊的急性创伤。是指热力引起的组织伤害,主要指皮肤和黏膜,严重者也可伤及皮下组织。随着人们生活水平的提高,日常生活中的烧伤减少,且往往面积较小,创面也较浅。但是各种突发事件,如火灾、爆炸等导致的大面积烧伤患者依然存在。烧伤创面的修复和伤后的康复治疗仍然需要不断地改善。

二、技术篇

【证据】

2011年巴特等纳入15例大面积烧伤患者进行脱细胞猪皮与自体微粒皮混合移植治疗。患者共38处创面在切削痂后使用该技术,微粒皮采用1:(7~8)倍率。结果发现微粒皮大于90%愈合并不需要再植皮的占76.3%,微粒皮愈合大于60%愈合并需要再植皮占18.4%。2007年张先安等纳入16例深度烧伤患者,共48处切痂创面上($200~300cm^2$),应用交联型猪脱细胞真皮基质网(1:3)与自体微粒皮和大张异体皮复合移植24处作为治疗组,应用自体微粒皮和大张异体皮混合移植作为对照组,术后6周治疗组创面愈合率明显低于对照组;经补充植皮后即术后8周两组创面愈合率差异无显著性意义;移植术后6、8和12周,治疗组患者的移植创面收缩率均显著低于对照组。2009年梁尊鸿等通过小型香猪动物实验比较了脱细胞异种真皮基质和脱细胞异体真皮基质与自体刃厚皮复合移植的疗效观察。结果发现移植后第9、21天两种不同真皮基质复合移植皮片大部分均成活良好,局部无红肿,3个月时移植皮肤外观相似与周围皮肤相似,单纯自体皮移植组成活后收缩凹陷明显。两复合移植组组织学发现基质引导形成丰富的毛细血管结构,复合皮表皮层形成且分化良好;移植后21天,已有完整的皮肤结构,真皮层内可见胶原纤维排列规整,表皮-真皮连接区"钉突"结构明显,移植后3个月结构更加接近正常真皮。2009年张毅等纳入39例深Ⅱ度烧伤患者,研究应用改良皮锉磨痂后覆盖脱细胞异种皮治疗的效果,所有患者均在伤后3天内手术,结果发现平均愈合时间15天,同时换药次数少,疼痛轻。

2011年杨维琦纳入35例高压电损伤患者,共56处上肢创面,进行了非随机对照研究,以负压封闭引流技术治疗为治疗组和常规方法为对照组,结果发现28处应用负压封闭引流技术的创面最终植皮和皮瓣修复分别均各为14处,与常规治疗组没有差异,但是植皮成活率和皮瓣成活率明显优于常规治疗组。2013年钟俊等纳入37例电击伤患者,创面清创后使用1~2次负压引流封闭治疗后植皮。结果发现所有植皮能成活并封闭创面。2012年郑军等纳入35例烧伤骨暴露患者,共45处烧伤骨暴露创面,应用负压引流封闭治疗联合植皮或皮瓣转移,结果发现治愈率100%,随访6~12个月31例瘢痕轻(88.6%)。

2012年张子良采用18只家兔进行蜕皮甾酮联合骨髓间充质干细胞(MSCs)用于兔烫伤创面的研究,结果发现单纯蜕皮甾酮能促进创面早期(5天)愈合速率。

【推荐意见】

1. 脱细胞猪皮可以作为自体微粒皮移植的覆盖物[1](C),交联型异种(猪)脱细胞真皮基质网与自体微粒皮复合移植加大张异体皮覆盖可以修复大面积深度烧伤早期切痂创面,改善创面愈合质量[2](B),与自体皮复合移植时,异体及异种脱细胞真皮基质具有相近的生物学性能,且效果优于单纯刃厚自体皮移植[3](D),早期深Ⅱ度烧伤创面可以采用磨痂加脱细胞异种皮覆盖[4](C)。

2. 负压封闭引流技术应用于高压电损失创面可提高皮片或皮瓣修复创面的成功

率[5,6]（B），负压封闭引流技术联合植皮或皮瓣修复骨外露烧伤创面有效[7]（C）。

3. 蜕皮甾酮联合骨髓间充质干细胞有可能促进家兔烫伤创面愈合[8]（D）。

三、药物篇

【证据】

2008年王志勇等纳入321例烧伤深Ⅱ度患者进行多中心、随机双盲安慰剂平行对照研究，以使用重组人粒细胞巨噬细胞集落刺激因子为治疗组，常规换药治疗为对照组，实验创面面积为100cm²。发现治疗组愈合时间中位数为17天，较对照组明显提前。治疗组用药后8、14、20和28天的平均创面愈合率也较对照组明显为高。陈炯等也进行相似研究，结果类同。2011年邱学文等纳入60例后期残余创面（面积小于直径5cm）的烧伤患者，进行重组人粒细胞巨噬细胞集落刺激因子治疗的自身双盲安慰剂对照研究，发现实验组平均愈合时间12.6天，较对照组16.8天明显缩短。实验组用药后6和12天的创面愈合率也明显较对照组为高。2012年刘继松等报告用重组人粒细胞巨噬细胞集落刺激因子对治疗大鼠深Ⅱ度创面，不同时间点（7、10、14、21天）愈合速率明显高于对照组，同期的微血管密度也明显多于对照组。

2009年翁志勇等纳入40例烧伤残余创面（面积小于5cm²）患者进行随机对照研究，20例用纳米银加牛碱性成纤维细胞生长因子凝胶，20例用无菌液体石蜡，每天换药一次。结果发现治疗组在用药后7、14和21天愈合率明显高于对照组，平均愈合时间20天也明显较对照组29天缩短，且在治疗7天后的创面细菌检出率12.9%，明显低于38.7%。2012年梁银连等纳入70例头面部烧伤患者，采用牛碱性成纤维细胞生长因子氧气雾化和0.9%氯化钠溶液氧气雾化进行比较，发现用牛碱性成纤维细胞生长因子组的7、15天愈合率和平均愈合时间均较对照组为优。2013年陈柏秋等纳入88例面部深Ⅱ度烧伤患者，治疗组44例创面联合表皮生长因子胶凝和胶原贴敷料治疗，对照组44例用磺胺嘧啶银糊剂外涂治疗，结果发现治疗组疼痛明显减轻，平均愈合时间20天较对照组24天明显缩短。

2011年王峥屹等通过大鼠烧伤和家兔烫伤模型，观察了低剂量、高剂量康复新液（主要成分来源于美洲大蠊提取物）（一日3次）与磺胺嘧啶银外用于深Ⅱ度创面后的愈合情况。结果发现大鼠和兔深Ⅱ度创面不同时间点愈合率高剂量康复新液（主要成分来源于美洲大蠊提取物）组与磺胺嘧啶银相似。

2013年马杰等纳入60例浅Ⅱ度烧伤患者，对有不同阳性球菌的患者进行了复合溶葡萄球菌酶消毒剂与碘附的非随机对照研究，发现用药5天后复合溶葡萄球菌酶消毒剂治疗组细菌清除率比碘附对照组明显为高，愈合时间也明显提前。2003年陈炯等也纳入了63例烧伤患者进行非随机对照研究，其中深Ⅱ度创面、Ⅲ度溶痂创面和肉芽创面共122处，69处使用复合溶葡萄球菌酶消毒剂，53处使用1%磺胺嘧啶银冷霜作为对照，结果发现复合溶葡萄球菌酶消毒剂可以清除创面细菌，3U/ml的原液对MRSA的清除效果较好，1.5U/ml的稀释液对其他细菌都能清除。与对照组相比Ⅱ度创面愈合时间缩短，且没有发现有肝肾功能异常。

【推荐意见】

1. 对于小面积深Ⅱ度烧伤和烧伤后残余创面,重组人粒细胞巨噬细胞集落刺激因子能促进愈合[9~11](A),重组人粒细胞巨噬细胞集落刺激因子对大鼠深Ⅱ度创面有促进愈合作用,并可能与其促进血管化机制有关[12](D)。

2. 对于烧伤残余创面纳米银敷料加牛碱性成纤维细胞生长因子凝胶相比单纯使用无菌液体石蜡有促进愈合和减少细菌定植的作用[13](R),牛碱性成纤维细胞生长因子氧气雾化对头面部烧伤有一定治疗作用[14](C)。对于面部深Ⅱ度烧伤创面应用表皮生长因子凝胶联合胶原贴相比单纯用磺胺嘧啶银糊剂有减轻疼痛和促进愈合的作用[15](B)。

3. 康复新液(主要成分来源于美洲大蠊提取物)原液一日3次应用于动物深Ⅱ度创面作用与磺胺嘧啶银相似[16](D)。

4. 复合溶葡萄球菌酶消毒剂对于耐甲氧西林金黄色葡萄球菌感染的烧伤残余创面细菌清除有效[17](C)。

四、敷料篇

【证据】

2010年李华强等纳入106例烧伤患者,应用猪脱细胞真皮基质于各种创面,结果发现对于供皮区、浅Ⅱ度和深Ⅱ度创面、植皮间隙创面黏附好,疼痛轻。2008年陈炯等纳入152例需行植皮手术的烧伤切痂创面、瘢痕切除创面以及头皮撕脱伤后的肉芽创面患者,研究将猪脱细胞真皮基质作为真皮与自体刃厚皮复合移植两步法修复深度创面,结果发现植皮完全成活率76.3%,95%成活率23.7%。随访成功的患者局部瘢痕轻,功能恢复良好不要需要手术。随访3年以上的患者16例,皮肤接近正常,虽然无出汗,但是电镜显示有少量不完整小汗腺存在。

2006年冯祥生等纳入67例大面积深Ⅱ度烧伤患者,进行了随机对照研究,创面24小时内应用猪脱细胞真皮基质一次性包扎治疗,并与同期10例大面积深Ⅱ度烧伤暴露治疗相比较,发现治疗组平均愈合时间12天较对照组27天明显为短,并经过3个月~2年随访瘢痕和功能比较好。2008年阮树斌等纳入60例大面积浅Ⅱ度、深Ⅱ度偏浅烧伤患者,进行随机对照研究,用猪脱细胞真皮基质对30例大面积浅Ⅱ度和深Ⅱ度偏浅早期一次性覆盖包扎为治疗组,并同期比较一组30例用PVP-I软膏换药的类似烧伤患者创面为对照组。结果发现治疗组创面愈合时间比对照组缩短4~5天。

【推荐意见】

1. 猪脱细胞真皮基质生物敷料可以用于供皮区等创面[18],与自体皮复合移植,可修复较深创面[19](C)。

2. 对于大面积深Ⅱ度烧伤清创后24小时内可以使用猪脱细胞真皮基质创面一次性覆盖包扎,并有促进创面愈合和改善愈合质量的作用[20,21](B)。

参考文献

1. 巴特,蔡全东,侯智慧. 脱细胞异种(猪)皮与自体微粒皮混合移植术修复大面积深度烧伤的治疗体会[J]. 中华损伤与修复杂志(电子版),2011,6(1):62-63.

2. 张先安,罗文福,潘银根,等. 交联型猪脱细胞真皮基质与自体微粒皮复合移植的临床应用[J]. 中国组织工程研究与临床康复,2007,11(29):5680-5683.

3. 梁尊鸿,潘云川,周奕,等. 异体异种脱细胞真皮与自体刃厚皮复合移植的比较[J]. 中国组织工程研究与临床康复,2009,13(41):8048-8052.

4. 张毅,周松晏,周奕,等. 改良皮锉磨痂后覆盖脱细胞异种皮治疗深Ⅱ度烧伤39例[J]. 中华烧伤杂志,2009,25(1):64-65.

5. 杨维琦,范锟镭,余旭明,等. 负压引流封闭治疗持续负压灌洗、引流在高压电损伤治疗中的应用[J]. 南昌大学学报(医学版),2011,51(10):27-30.

6. 钟俊,胡晖,杨淮河,等. 负压封闭引流结合皮片移植在电击伤创面修复中的应用[J]. 医学综述,2013,19(20):3809-3811.

7. 郑军,朱新英,李利平,等. 负压引流封闭治疗引流联合植皮或皮瓣转移治疗烧伤后骨外露35例[J]. 中南医学科学杂志,2012,40(6):570-573.

8. 张子良,吴旭,张军花,等. 蜕皮甾酮联合骨髓间充质干细胞促进烫伤皮肤愈合的实验研究[J]. 实用医学杂志,2012,28(1):52-54.

9. 王志勇,张勤,廖镇江等. 重组人粒细胞巨噬细胞集落刺激因子对深Ⅱ度烧伤创面的治疗作用[J]. 中华烧伤杂志,2008,24(2):107-110.

10. 陈炯,韩春茂,陈国贤,等. 重组人粒细胞巨噬细胞集落刺激因子凝胶剂促进深Ⅱ度烧伤愈合[J]. 中华烧伤杂志,2008,24(3):224-227.

11. 邱学文,王甲汉,杨磊,等. 重组人粒细胞巨噬细胞集落刺激因子治疗烧伤后残余创面[J]. 实用医学杂志,2011,27(7):1195-1197.

12. 刘继松,方勇,姚敏,等. 重组人粒细胞巨噬细胞集落刺激因子对烫伤大鼠创面愈合及新生血管化的影响[J]. 蚌埠医学院学报,2012,37(1):17-19.

13. 翁志勇,丁若虹,韩斌,等. 纳米银敷料结合重组牛碱性成纤维细胞生长因子凝胶治疗烧伤残余创面[J]. 中国组织工程研究与临床康复,2009,13(47):9357-9360.

14. 梁银连,赖土群,莫惠霞,等. 牛碱性成纤维细胞生长因子氧气雾化在头面部烧伤的疗效观察[J]. 中国实用医药,2012,7(29):50-51.

15. 陈柏秋,彭文要,余继超,等. 联合表皮生长因子(EGF)凝胶和胶原贴敷料治疗面部深Ⅱ度烧伤创面的作用研究[J]. 临床医学工程,2013,20(9):1127-1128.

16. 王峥屹,黄秀华,谢壹科,等. 康复新液(主要成分来源于美洲大蠊提取物)对动物实验性烧烫伤创面愈合的影响[J]. 中医杂志,2011,52(15):1316-1318.

17. 马杰,郭明锋,蔡卫林,等. 复合溶葡萄球菌酶消毒剂治疗烧伤创面革兰阳性球菌感染的疗效[J]. 中华创伤杂志,2013,29(7):1-4.

18. 李华强. 脱细胞生物敷料在烧伤创面的应用:106例150个创面结局验证[J]. 中国组织工程研究与临床康复,2010,14(3):488-491.

19. 陈炯,柴家科,韩春茂,等. 猪脱细胞真皮与自体皮复合移植的临床应用及远期疗效[J]. 中华烧伤杂志,2008,24(1):26-29.

20. 冯祥生,潘银根,谭家驹,等. 异种(猪)脱细胞真皮基质一次性包扎治疗深Ⅱ度烧伤[J]. 中华外科杂志,2006,44(7):467-470.

21. 阮树斌,冯祥生,陈晓东,等. 脱细胞(猪)基质早期封闭浅度大面积烧伤创面的临床研究[J]. 中华损伤与修复杂志,2008,3(2):20-23.

第三节　其他慢性伤口

一、背景

现代生活方式导致了疾病谱的改变,慢性疾病增多,因此各种慢性伤口增多,除了常见的糖尿病溃疡、静脉性溃疡、压力性溃疡、动脉性溃疡、创伤性溃疡等,其他慢性伤口如感染性伤口、各类疾病相关性溃疡等更加复杂。放射性溃疡要以保护为主,控制感染,但此类溃疡治愈可能性小,进行手术皮瓣转移是首选的治疗方案。

二、骨髓炎

【证据】

2012年李贵振等报告了6例慢性骨髓炎骨缺损患者,予病灶清除,一期植骨+负压引流封闭治疗,一期封闭创面。5例患者一期闭合创面时,见植骨处有不同程度的骨痂生长,随访1年,均达临床愈合;1例3个月后复发,植骨吸收。2012年赵生勤等报告了15例创伤性胫骨慢性骨髓炎并皮肤软组织缺损的患者,予清创,外固定支架固定,抗生素骨水泥置入,负压引流封闭治疗封闭创面,皮瓣修复创面,二期骨骼重建。其中14例平均随访18个月,未发现感染复发;1例失去随访。

2008年常文萍等纳入62例慢性骨髓炎患者,治疗组32例,用复合溶葡萄球菌酶消毒剂浓缩液湿敷伤口10~15分钟,如有窦道者用复合溶葡萄球菌酶消毒剂浓缩液冲洗灌注,生肌玉红膏外敷于溃疡面。对照组30例单用生肌玉红膏敷溃疡面,窦道以生肌玉红膏纱条填塞,加无菌纱布覆盖。每日换药1次,28天为1个疗程。治疗组总有效率为93.75%,对照组总有效率为76.67%。

2005年姚啸生等报告了中药内服联合牛碱性成纤维细胞生长因子外用治疗慢性骨髓炎窦道患者19例,方法:服用该院内制剂阴疽汤,并使用敏感抗生素全身及局部联合应用3~5天,待炎性水肿消退后行病灶清除术,然后1%氯己定浸泡窦道5分钟,生理盐水冲洗,窦道内放置敏感抗生素,凡士林纱布填塞引流,停用全身抗生素,次日换药,生理盐水冲洗窦道,置入敏感抗生素,滴入牛碱性成纤维细胞生长因子,凡士林纱布填塞,每日换药2次,7~10天后,行窦道分泌物细菌培养,无细菌生长即停局部抗生素,每天滴入牛碱性成纤维细胞生长因子2次,3~5天生理盐水冲洗窦道1次,直至窦道愈合。19例患者全部愈合,平均愈合时间37天,随访2~4年,1例患者另一处出现窦道,经采用以上方法治疗而痊愈。

【推荐意见】

1. 封闭式负压引流术联合Ⅰ期植骨[1]或抗生素骨水泥、皮瓣、外固定器[2]在治疗慢性骨髓炎并皮肤软组织缺损有治疗效果（C）。

2. 生肌玉红膏与复合溶葡萄球菌酶消毒剂联用在治疗慢性骨髓炎比单用生肌玉红膏有更好的治疗效果[3]（B）。

3. 中药配合牛碱性成纤维细胞生长因子外用，可以促进窦道愈合，且有巩固疗效的作用[4]（C）。

三、肌腱、骨、接骨板外露

【证据】

2013年温辉林等纳入48例下肢骨折术后出现接骨板外露合并感染伤口病例，进行了非随机对照研究。24例采用封闭负压吸引治疗为观察组，调整压力在−200~−400mmHg；24例常规治疗为对照组。观察组创面闭合时间22天，比对照组缩短5天；观察组住院时间28天，比对照组缩短6天。观察组患者愈合率为91.67%，明显优于对照组50.00%。2012年曲波等报告了16例皮肤软组织缺损骨外露伤口患者。其中左小腿下段、内踝9例，右小腿下端、内踝7例，骨外露的范围3cm×2cm~8cm×6cm。本组16例患者经封闭负压引流技术冲洗后，感染均得到明显控制。创面愈合时间为23天。术后随访，植皮均成活，皮瓣弹性、色泽良好，修复肢体功能良好。

2011年张兆祥等报告了7例下肢骨折后骨或接骨板外露伤口病例，其中胫骨开放性骨折术后骨质外露4例，胫骨骨折术后接骨板外露2例，腓骨骨折术后接骨板外露1例。术后除1例植皮部分坏死换药后创面愈合外，其余移植肌瓣及植皮全部成活，无创面感染发生。术后随访，移植的腹直肌外形及功能恢复良好。2013年江燕等报告了8例外踝缺损伤口病例，外伤缺损3例，外伤术后4例，其中1例合并糖尿病，慢性溃疡1例。7例联合瓣、皮片均成活，1例合并糖尿病患者皮片成活，残留远端点状小创面经换药完全愈合，术后随访3~8个月，联合瓣血液循环良好，外踝功能满意。2010年周才胜等报告了18例胫腓骨骨折术后接骨板外露创面病例。根据胫腓骨骨折术后接骨板外露创面感染严重与否分为2组，一组为取出内固定组6例，一组为保留内固定组12例。结果显示取出内固定组，6例骨折全部愈合，时间2~8个月。保留内固定组：12例骨折全部愈合，时间2~6个月。马文龙等报告了手足部小面积皮肤缺损，共18例。2例足背部皮肤缺损伴肌腱、骨外露，5例手掌部缺损，4例足跟部软组织缺损并骨外露，5例足内侧窦道，2例手或足背植皮后瘢痕挛缩。结果显示本组18例术后皮瓣均成活良好，均Ⅰ期愈合，质地良好，外形美观。随访，患肢均较好恢复了劳动、负重与行走功能。

2012年刘洪琪等报告了20例骨、肌腱外露的创面修复病例。患者均为创伤后皮肤软组织缺损伴骨或（和）肌腱外露。结果显示所有患者创面愈合良好，骨、肌腱外露创面肉芽生长良好，植皮皮片成活良好，创面愈合后无明显瘢痕增生、愈合创面质地韧，耐磨性良好。

【推荐意见】

1. 封闭负压引流术治疗下肢骨折患者术后接骨板外露合并感染可缩短患者恢复时

间和住院时间,并提高了愈合率[5](C),封闭负压引流技术能刺激创面肉芽组织生长、缩短治愈时间[6](D)。

2. 根据创面情况(如骨折术后接骨板外露创面、骨外露创面等)设计良好的各类型皮瓣是修复慢性复杂伤口的有效手段[7~9],在手术前后有效的护理措施,可提高皮瓣成活率[10](D)。

3. 人工真皮支架联合自体皮移植治疗创伤后骨、肌腱外露效果良好[11](D)。

四、感染性伤口及其他慢性伤口

【证据】

2011年张伟兰等纳入60例各类慢性伤口(包括手术切口的感染、体表溃疡、压疮等)患者,进行了随机对照研究,治疗组以康复新液(主要成分来源于美洲大蠊提取物)加藻酸盐敷料换药,对照组仅用藻酸盐敷料换药,均每天换药一次,结果发现康复新液(主要成分来源于美洲大蠊提取物)组平均愈合时间28天,比对照组缩短5天。

2012年杨勇等报告了27例复杂创面(创面合并感染性腔隙),包括感染创面、压疮及皮肤软组织挫裂撕脱伤,予清创、引流脓腔,能植皮的植皮再予负压引流封闭治疗引流,不能植皮的直接负压引流封闭治疗创面引流,7~8天后拆除负压引流封闭治疗,27(20例植皮,7例未植皮)例患者创面均愈合。

2014年刘丽亚等纳入57例术后感染伤口患者进行了非随机对照研究。实验组使用银离子和藻酸盐等新型敷料换药,对照组采用传统换药。结果显示实验组创面愈合时间为(13.5 ± 3.2)天,明显少于对照组(23.4 ± 4.5)天。实验组NRS评分无疼痛44.5%,轻度38%,中度17.5%,重度0%;对照组NRS评分无疼痛19.6%,轻度32.3%,中度34.4%,重度13.7%。两组患者换药频率和次数比较,新型敷料组换药次数为3~4次(8/27),5~6次(14/27),7~8次(5/27);传统敷料组换药次数为3~4次(2/30),5~6次(12/30),7~8次(16/30)。使用新型敷料换药次数明显少于传统敷料。

2010年陈慧等纳入60例腹部手术后切口脂肪液化的患者进行了随机对照研究。A组在常规消毒周围皮肤后用生理盐水清洗,干纱布擦干,早期用藻酸盐敷料填塞引流,当伤口基底部呈100%红色肉芽时配合局部加压;B组在常规消毒周围皮肤后用生理盐水清洗,干纱布擦干,早期用藻酸盐敷料填塞引流,当伤口基底部呈100%红色肉芽时行伤口二期缝合;C组在常规消毒后用过氧化氢溶液清洗,生理盐水冲洗,干纱布填塞引流,基底部呈100%红色肉芽时行伤口二期缝合。A、B和C三组平均愈合时间分别为8.23天、7.52天和10.63天,平均换药次数分别为7.3次、8.9次和12.3次;A、B和C组患者疼痛程度0级分别16例、13例和3例。

2012年吴仙蓉等纳入65例腹部手术后切口脂肪液化的患者,进行了随机对照研究,观察组35例,采用湿性愈合方法(应用新型敷料藻酸钙盐敷料外填塞创面换药)治疗,对照组30例,采用传统方法治疗。结果显示,观察组伤口平均愈合时间15.26天,换药次数9.31次,换药花费432.35元,较对照组分别减少7.11天、17.49次、181.00元。

2009年韩仕锋等纳入55例糖尿病术后切口感染患者进行随机对照研究,康复新液(主要成分来源于美洲大蠊提取物)治疗组和常规治疗组。治疗组将浸渍康复新液(主要成分来源于美洲大蠊提取物)的敷料覆盖于创面。对照组以油纱布,浸湿1%庆大霉素或甲硝唑液后覆盖于创口内。每日或隔日换药1次。结果显示,康复新液(主要成分来源于美洲大蠊提取物)治疗组术后感染切口的愈合时间为(9.8±3.8)天,常规组为(15.3±3.1)天,两组差异有统计学意义。

2009年赵静等纳入60例腹部切口脂肪液化的患者,进行非随机对照研究。其中治疗组30例,给予康复新液(主要成分来源于美洲大蠊提取物)加红外线的方法进行治疗,红外线照射每次30分钟,每天1次。换药频率为每天2次。对照组30例,给予普通的方法进行治疗,换药平均每天1~3次。结果表明,治疗组的患者切口的愈合时间相较于对照组的患者来说较短,治疗组的创面愈合率为89.8%,对照组的患者创面率愈合率为59.6%。

2012年房国荣等纳入40名气管切开术后患者,进行了随机对照研究,20例治疗组常规消毒后将浸有康复新液(主要成分来源于美洲大蠊提取物)的纱布紧贴创面,湿敷在气管切口处,每天换药3次。对照组常规消毒后将浸有0.9%生理盐水的纱布紧贴创面,每天更换3次。结果显示,经观察3天后,治疗组创面结痂15例,创面渗血渗液1例;对照组创面结痂8例,创面渗血渗液5例。

2013年陈银凤等纳入38例腹部妇科手术和剖宫产术后发生切口脂肪液化的患者进行随机对照研究。22例患者作为治疗组,采用常规处理基础上局部用康复新液(主要成分来源于美洲大蠊提取物)治疗和红外线照射,照射时间每次30分钟,每天2次,待切口渗液消失,创面有新鲜肉芽组织生长,行二期缝合或用蝶形胶布封闭无效腔,至切口愈合出院;16例患者作为对照组,用常规方法处理,待切口渗液消失,创面有新鲜肉芽组织生长后处理同上。结果表明,切口渗液消失,创面有新鲜肉芽组织生长时间,治疗组较对照组平均缩短4~5天。切口愈合时间治疗组较对照组平均缩短5.1天。

2013年谷淑红等纳入150例CO_2激光治疗术后伤口患者进行了随机对照研究。在术后皮肤创面上,治疗组用无菌棉球外涂康复新液(主要成分来源于美洲大蠊提取物),对照组外涂莫匹罗星软膏。两组患者每日用药3次,隔日复诊1次,并记录结果,随访1周。疗效判断标准,痊愈:皮损完全消退。显效:皮损消退≥75。有效:50≤皮损消退<75。无效:皮损减退<50,甚至加重。有效率=(治愈例数+显效例数)/总病例数×100。结果显示,康复新液(主要成分来源于美洲大蠊提取物)治疗组有效率为90.66%,莫匹罗星软膏对照组有效率73.33%,治疗组较对照组修复时间平均缩短3天左右。

2012年房国荣等纳入43例腹部外科手术后切口脂肪液化的患者进行随机对照研究。对照组20例,每次常规换药后内置少许含有生理盐水的纱布引流,每天1次。实验组23例,每次常规换药后内置少许含有康复新液(主要成分来源于美洲大蠊提取物)的纱布引流,每天1次。结果显示,对照组的平均治愈时间为(15.6±4.9)天,实验组的平均治愈时间为(8.5±3.1)天。

2004年刘剑梅等报告了红光照射治愈1例慢性特大型皮肤溃疡病例。病程1年,检查溃疡面10cm×12cm,深0.4~0.5cm,溃疡边缘组织增生明显,周围皮肤色暗。采用KDH-B

型红光治疗仪,每天1次照射,照射前取下纱布,用3%过氧化氢溶液和0.1%苯扎溴铵清洗创面,75%酒精棉球擦拭周缘,照射后更换敷料。结果表明,治疗2个疗程(每个疗程照射10次)后,全部结痂,半月脱痂愈合。本例在治疗中停用抗生素,1年后随访无复发。

【推荐意见】

1. 康复新液(主要成分来源于美洲大蠊提取物)和藻酸盐敷料联合应用于各类慢性伤口(含感染性伤口),有促进伤口愈合作用[12](B)。

2. 封闭式负压引流术在创面合并感染性腔隙这类复杂创面中有促进创面愈合的作用[13](C)。

3. 新型含银离子敷料,利于创面的愈合,同时可减轻换药疼痛,减少换药频率[14](B)。

4. 藻酸盐敷料配合局部加压可加速脂肪液化伤口的愈合,减少换药次数、减轻患者换药疼痛[15,16](B)。

5. 康复新液(主要成分来源于美洲大蠊提取物)湿敷治疗对手术切口、感染切口及脂肪液化切口有促愈合作用[17~19],可缩短手术切口愈合时间,同时康复新液(主要成分来源于美洲大蠊提取物)可联合红外线治疗提高手术切口愈合率[20,21](B)。

6. 红光照射治疗慢性特大型皮肤溃疡,能显著缩短疗程、减少复发[22](D)。

五、药物性溃疡

【证据】

2007年孙幸福等报道了1例慢性粒细胞性白血病的80岁男性患者,右踝出现溃疡,面积为1.0cm×1.5cm,未停用羟基脲,4周后溃疡面积达3.0cm×3.5cm,创面深达肌层。将皮肤顽固性溃疡常规的综合治疗设为自身对照期,在常规治疗基础上,对患者溃疡创面局部应用含有重组人粒细胞巨噬细胞集落刺激因子的纱布,每天间断湿敷作为治疗期。常规治疗下,9周面积缩小至2.0cm×3.0cm,分泌物减少,伴有细菌生长,肉芽不新鲜,血运欠佳。治疗期,4周创面痊愈。

【推荐意见】

重组人粒细胞巨噬细胞集落刺激因子对治疗羟基脲致皮肤顽固性溃疡有促进愈合的作用[23](C)。

六、放射性溃疡

【证据——药物治疗】

2009年程蓉回顾性对10例急性放射性湿性皮炎应用康惠尔溃疡贴、溃疡粉局部换药。应用康惠尔溃疡贴、溃疡粉治疗急性放射性湿性皮肤炎,按严格无菌原则用消毒液消毒创面周围皮肤,用生理盐水清洗局部损伤创面,彻底清除局部坏死组织和脓性分泌物后,将康惠尔粉末薄薄地均匀地撒在局部创面上,选择大于创面的康惠尔溃疡贴外敷创面,通过观察溃疡贴的颜色决定换药次数。结果显示本组病例10例36处创面均痊愈,最短时间为3天,最长时间为21天,平均愈合时间为13天。

2005年,曹卫红等纳入清洁级Wistar雌性健康大鼠115只,采用病例对照研究试验以观察血小板衍生生长因子(PDGF)-B及其受体(在急性放射性皮肤溃疡愈合过程中的动态表达,探讨急性放射性皮肤溃疡难愈合的机制。清洁级Wistar雌性健康大鼠115只,分为正常对照组(5只)、照射组(55只)和创伤组(5只)3组。应用50Gy ^{60}Co射线单次照射大鼠制作急性放射性皮肤溃疡致伤模型,并制作皮肤全层切割伤模型作为对照,采用免疫组织化学及原位杂交等方法,动态观察大鼠急性放射性皮肤溃疡及皮肤全层切割伤创面内PDGF-B及其受体β的表达。结果显示:与皮肤全层切割伤比较,照射后14~28天,急性放射性皮肤溃疡内PDGF-B及其受体β的表达明显减弱,照射后35~55天,表达进一步减弱。提示急性放射性皮肤溃疡内PDGF-B及其受体β的表达减弱可能是急性放射性皮肤溃疡难愈合的机制之一。

2009年,毛任翔选用透明质酸作为负载材料,选用骨髓间充质干细胞作为组织工程的种子细胞,将负载骨髓间充质干细胞的透明质酸移植于放射性溃疡创面,研究复合物对放射性溃疡创面的作用,以评价对大鼠放射性溃疡创面的影响及其可能的作用机制。将大鼠随机分为3组,每组10只。MSCs-HA组:创面涂布200μl MSCs-HA; HA组:创面涂布200μl HA; 对照组:创面涂布200μl DMEM培养基。比较各组制创术后第1、2、3、4周的创面愈合率,Ⅷ因子免疫组织化学微血管计数,创面组织羟脯氨酸含量。苏木精伊红染色进行组织学观察。结果显示所有大鼠MSCs与HA共培养后生长良好,复合物中的MSCs可保持其特性:向脂肪细胞分化。

【推荐意见——药物治疗】

1. 在治疗急性放射性湿性皮炎过程中,能防止患者活动所致的创面机械性牵拉,以及更换敷料时造成的再次机械性损伤,减轻患者疼痛,缩短创面愈合时间[24-26](C)。

2. 急性放射性皮肤溃疡的动物实验提示,酸性成纤维细胞生长因子及其受体表达的减弱可能与其愈合延迟有关,早期应用生长因子制剂可能有助于放射性溃疡的愈合[27,28](D),透明质酸与骨髓间充质干细胞可促进创面微血管及胶原的增生,加速其创面愈合[29](D)。

【证据——其他治疗】

2008年,李旭红纳入患者病例54例,采用随机、盲法、阳性平行对照试验以评价毫米波治疗颈部急性放射性皮肤溃疡的疗效。将54例患者随机分为两组,毫米波组(给予毫米波和常规治疗)和对照组(给予毫米波安慰性照射和常规治疗,毫米波探头置于与毫米波治疗相同部位,但不予以输出,治疗时间,频次均与毫米波组相同)。随访2个月,比较两组患者溃疡愈合情况和愈合时间。结果显示:54例患者均纳入结果分析。毫米波组溃疡愈合时间为（14.30±2.41）天,比对照组溃疡愈合时间（25.33±2.00）天短,两组比较有统计学差异（ $P<0.01$ ）。

2004年,李东娟等纳入取自1997年以来收治的116例放射性损伤患者,将患者分为两组,高压氧治疗组和对照组,以评价高压氧治疗放射性损伤的疗效。对照组患者予抗生素、局部冲洗、对症支持疗法和死骨刮除术等;高压氧组在上述治疗基础上做高压氧治疗。结果显示高压氧组68例,显效23例（33.82%,23/68例）,好转38例（55.88%,38/68例）,无效7例（10.29%,7/68例）,总有效率89.71%。对照组48例,分别为10例（20.83%）,20例（41.67%）和18例（37.50%）,总有效率62.50%。两组间比较有显著性差异。

2004年宋献丽等回顾性分析采用腹直肌皮瓣修复乳癌根治术后胸壁放射性溃疡10例,加强了围术期的观察与护理。结果显示10例皮瓣全部成活,1例皮瓣部分边缘感染愈合不佳,经抗感染、换药后伤口愈合,术后随访6个月~3年,未见复发。

【推荐意见——其他治疗】

1. 毫米波照射（剂量）可有效促进急性放射性皮炎的伤口愈合,缩短放射性皮肤溃疡的愈合时间[30]（A）。

2. 高压氧治疗放射性损伤所致皮肤软组织溃疡的机制,是提高血氧分压和血氧含量,可有效纠正局部组织低氧状态,对放射性损伤创口,高压氧具有一定疗效[31]（B）;肌皮瓣是修复放射性溃疡的最可靠方法[32]（C）。

参考文献

1. 李贵振,蔡秀华,邓桂生,等.1期植骨加负压引流封闭治疗慢性骨髓炎骨缺损的临床疗效观察[J].中国社区医师,2012,27：138-139.

2. 赵生勤,覃万安.负压引流封闭治疗联合抗生素骨水泥、皮瓣、外固定器治疗创伤性胫骨慢性骨髓炎并皮肤软组织缺损[J].中国实用医药,2012,7（32）:135-137.

3. 常文萍,关靖.生肌玉红膏与复合溶葡萄球菌酶消毒剂联用治疗慢性骨髓炎临床体会[J].天津药学,2008,20（2）:41-42.

4. 姚啸生,李洪久,宋雅梅,等.中药内服、牛碱性成纤维细胞生长因子外用促进慢性骨髓炎窦道愈合临床观察[J].中医正骨,2005,17（10）:33-34.

5. 温辉林,鲍玲.封闭负压吸引在下肢骨折术后钢板外露并感染中的应用[J].中华医院感染学杂志,2013,23（11）:2619-2621.

6. 曲波,史振涛.封闭负压引流技术在皮肤软组织缺损骨外露的治疗[J].中外医疗,2012,18：84-85.

7. 张兆祥,郭树忠.部分腹直肌肌瓣加皮片移植修复下肢骨折后骨或钢板外露[J].中国美容医学,2011,20（12）:1858-1860.

8. 周才胜,杜远立.胫腓骨骨折术后钢板外露的创面处理[J].临床骨科杂志,2010,13（6）:634-635.

9. 马文龙,程春生.上臂外侧皮瓣修复手/足部小面积皮肤缺损[J].创伤外科杂志,2011,13（2）:172.

10. 江燕,葛礼正.腓骨肌腱鞘筋膜瓣与脂肪瓣联合转移修复外踝缺损的护理体会[J].中国美容医学,2013,22（19）:1982-1984.

11. 刘洪琪,沙德潜.人工真皮支架联合自体刃厚皮移植修复骨肌腱外露20例[J].中华损伤与修复杂志,

2012,7(5):67-69.

12. 张伟兰,钟小晶,霍景山,等.康复新液(主要成分来源于美洲大蠊提取物)治疗外科感染伤口的临床观察[J].临床医学工程,2011,18(11):1792-1793.

13. 杨摇勇,张彦标,等.负压引流封闭治疗在创面合并感染性腔隙中的应用研究[J].西南国防医药,2012,22(11):1176-1179.

14. 刘丽亚,杜玲,曾莉.银离子联合藻酸盐敷料用于术后感染伤口的疗效分析[J].四川医学,2014.35(2):195-197.

15. 陈慧,朱小妹,谌永毅.藻酸盐配合局部加压在腹部脂肪液化伤口中的效果观察[J].当代护士,2010,9:121-123.

16. 吴仙蓉,冯晓薇,商昌珍.湿性愈合敷料在腹部切口脂肪液化中的应用及疗效观察[J].中华普通外科学文献,2012,6(2):181-183.

17. 韩仕锋,李佳,等.康复新液(主要成分来源于美洲大蠊提取物)对2型糖尿病术后切口感染的促愈作用观察[J].四川医学,2009,30(12):1934-1935.

18. 赵静,石庆.康复新液(主要成分来源于美洲大蠊提取物)治疗二氧化碳激光术后皮肤创面愈合疗效观察[J].长江大学学报,2009,6(4):120-121.

19. 房国荣.康复新液(主要成分来源于美洲大蠊提取物)治疗腹部切口脂肪液化43例临床分析[J].中国医药指南,2012,10(11):291-292.

20. 陈银凤,黄为兰,陈晴梅.康复新液(主要成分来源于美洲大蠊提取物)联合红外线治疗腹部术口脂肪液化临床分析[J].齐齐哈尔医学院学报,2013,34(20):3115-3116.

21. 谷淑红.康复新液(主要成分来源于美洲大蠊提取物)配合红外线治疗腹部切口脂肪液化疗效[J].四川医学,2013,34(10).

22. 刘剑梅,刘秀林.红光照射治愈慢性特大型溃疡一例[J].卫生职业教育,2004,13:101-101.

23. 孙幸福,王学文.重组人粒细胞巨噬细胞集落刺激因子治疗羟基脲致皮肤顽固性溃疡1例报道[J].现代肿瘤医学,2007,15(8):1181-1182.

24. 程蓉,谭其玲,胡艳,等.溃疡贴粉治疗急性放射性湿性皮炎的护理体会[J].华西医学,2009,03:768-769.

25. 王芳,姚元章,唐孝玲.康惠尔伤口敷料治疗创伤后感染窦道15例分析[J].中国误诊学杂志,2008,15:3747-3748.

26. 卢栋,郭璐,唐乾利,等.MEBT/MEBO治疗慢性难愈合创面60例临床疗效观察[J].中国烧伤创疡杂志,2010,22:346-350.

27. 王红光,曹卫红,邹晓防,等.酸性成纤维细胞生长因子表达对急性放射性皮肤溃疡创面修复的影响[J].中国临床康复,2005,30:107-109,275.

28. 曹卫红,柴家科,杨志祥,等.大鼠急性放射性皮肤溃疡愈合过程中血小板衍生生长因子B及其受体的表达[J].感染.炎症.修复,2005,04:210-212,257.

29. 毛任翔,祁少海,舒斌,等.骨髓间充质干细胞-透明质酸复合物对放射性溃疡创面愈合的影响[J].中华损伤与修复杂志(电子版),2009,05:517-525.

30. 李旭红,唐劲天,廖遇平,等.毫米波治疗颈部急性放射性皮肤溃疡:随机对照2个月随访[J].中国组织工程研究与临床康复,2008,04:663-666.

31. 李东娟,潘贺葵,周润嫦,等.高压氧治疗放射性损伤的疗效分析[J].中国临床康复,2004,11:2124.

32. 宋献丽.腹直肌皮瓣修复乳癌术后放射性溃疡围手术期的观察与护理10例[J].中国实用护理杂志,2004,24:26-27

（韩春茂　沈月宏）

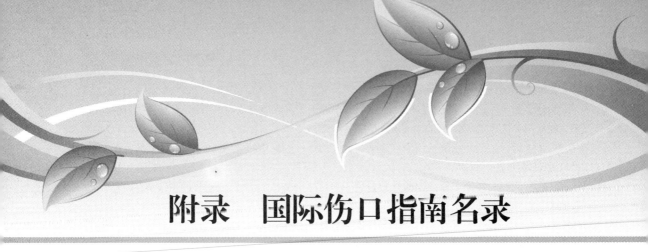

附录　国际伤口指南名录

1. 简介

1.1　目的和范围

该摘要旨在以简述形式总结有关伤口护理的国际认可的指南或建议。对于选择的所有参考文献,我们均使用了相同格式:指南名称、编制该指南的人员、国家或组织及年份、下载全文文件的链接。

1.2　建议、专家意见和指南

在伤口完全愈合之前,存在伤口的患者通常会痛苦很长时间。有时,由于治疗不足,或者因患者体质问题而无可能的病因疗法,伤口便不会愈合。所选治疗通常是基于经验和同行建议,但事实上,这是否是最佳治疗方案,人们并不确定。另一方面,由于在临床试验中,所选择的患者治疗组可能并不能代表实际患者组,因此,临床证据可能常与日常临床实践稍有不同。自从20世纪中期以来,对于不同利益相关者的讨论和决策而言,健康护理中的循证医学(EBM)和循证护理已变得越来越普遍且越来越重要。循证医学和护理严格评价个体临床专业技术和患者需求研究中的最佳证据。然而,在实践中,证据经常用作随机对照试验或荟萃分析的同义词。目前,证据哲学是指南和政策设计不可或缺的一部分。循证研究提供了临床实践指南和建议的基础,但必须包括有关较低证据水平的临床经验。对推荐强度和潜在证据质量分级,增强了临床指南的有用性。分级强度量表多少有些不同,但都包括从随机对照试验的荟萃分析证据(ⅠA)到来自专家委员会报告或受重视的主管机构临床经验或意见(或两者都有)的证据(Ⅳ级)[1]。

1.3　参考文献选择

在本手册中,参考文献的入选标准包括交叉学科、国际专家以及来自国际协会例如EPUAP、EWMA和WUWHS的指南或建议。入选的参考文献如下:

(1)下肢静脉性溃疡的治疗指南[2]

(2)伤口愈合学会(Wound Healing Society)(2014)动脉性溃疡指南更新[3]

（3）糖尿病足溃疡的治疗指南: 更新信息[4]

（4）国际最佳实践指南: 糖尿病足溃疡的伤口护理[5]

（5）美国传染病学糖尿病足感染诊断和治疗的临床实践指南[6]

（6）美国压力性溃疡顾问委员会、欧洲压力性溃疡顾问委员会和泛太平洋压力性损伤联盟。压力性溃疡的预防及治疗: 快速参考指南[7]

（7）压力性溃疡预防: 患病率和发病率。共识文件[8]

（8）国际评论。压力性溃疡预防: 压力、剪切、摩擦和微环境。共识文件[9]

（9）国际最佳实践指南: 非复杂性烧伤的皮肤和伤口的有效护理[10]

（10）最佳实践原则: 实施有关伤口敷料的手术时使疼痛降至最低。共识文件[11]

（11）最佳实践声明: 使伤口护理中的损伤和疼痛最小化[12]

（12）更换伤口敷料时疼痛。EWMA观点文件2002[13]

（13）持久性（慢性）和总体伤口疼痛的评估和护理[14]

（14）疼痛诱导的压力: 伤口愈合障碍[15]

（15）最佳实践声明: 老年人的皮肤护理[16]

（16）含银敷料在伤口中的适当应用。专家工作组共识[17]

（17）伤口愈合学会世界联盟（WUWHS）。最佳实践原则: 临床实践中的伤口感染.国际共识[18]

（18）欧洲伤口管理协会（EWMA）。观点文件: 伤口感染的护理[19]

2. 建议和指南

2.1 下肢溃疡（leg ulcers）

2.1.1 静脉性溃疡（venous ulcer）

2.1.1.1 静脉性溃疡的治疗指南（Guidelines for the Treatment of Venous Ulcers [2]）

Wound Rep Reg 2006（14）: 649-662

小组成员

Martin C.Robson, Diane M.Cooper, Rummana Aslam, Lisa J.Gould, Keith G.Harding, David J.Margolis, Diane E. Ochs, Thomas E. Serena, Robert J.Snyder, David L. Steed, David R. Thomas, Laurel Wiersma-Bryant.

国家或组织及年份

美国,2006

全文文件

http://www.plasticsurgery.org/Documents/medical-professionals/health-policy/endorsedguidelines/Venousulcers.pdf

2.1.2　动脉性溃疡(arterial ulcers)

2.1.2.1　动脉性溃疡指南更新(Wound Healing Society 2014 Update on Guidelines for Arterial Ulcers[3])

伤口愈合学会(Wound Healing Society),2014

小组成员

Federman DG, LadiiznskiB, Dardik A, Kelly M, Shapshak D, Ueno CM, Mostow EN, Richmond NA, Hopf HW

国家或组织及年份
美国,2014

全文文件
http: //woundheal.org/PDFs/WHS/ArterialUlcers.pdf

2.1.3　糖尿病足溃疡(diabetic foot ulcer)

2.1.3.1　糖尿病足溃疡的治疗指南更新(Guidelines for the Treatment of Diabetic Ulcers [4])
Braun L, Kim PJ, Margolis D, Peters EJ, Lavery LA.

小组成员
Braun L, Kim PJ, Margolis D, Peters EJ, Lavery LA

国家或组织及年份
美国,荷兰

2.1.3.2　国际最佳实践指南: 糖尿病足溃疡的伤口护理(International Best Practice Guidelines: Wound Management in Diabetic Foot Ulcers[5])

伤口国际Wounds International,2013

小组成员
Paul Chadwick,英国;Michael Edmonds,英国;Joanne McCardle,英国;David Armstrong,美国

评审小组成员
Jan Apelqvist,瑞典; Mariam Botros,加拿大; Giacomo Clerici,意大利; Jill Cundell,爱尔

兰；Solange Ehrler,法国；Michael Hummel,德国；Benjamin A Lipsky,美国,瑞士和英国；José Luis Lázaro Martinez,西班牙；Rosalyn Thomas,威尔士；Susan Tulley,阿拉伯联合酋长国

国家或组织及年份
英国、美国、瑞典、加拿大、爱尔兰、意大利、法国、德国、瑞士,西班牙、阿拉伯联合酋长国,2013

全文文件
www. woundsinternational.com
http://www.woundsinternational.com/pdf/content_10803.pdf

2.1.3.3　2012美国传染病学糖尿病足感染诊断和治疗的临床实践指南(2012 Infectious Diseases Society of America Clinical Practice Guide-linefor the Diagnosis and Treatment of Diabetic Foot Infections[6])
临床感染疾病Clinical Infectious Diseases 2012；54(12)：132-173

专家委员会成员
Lipsky BA , Berendt AR , Cornia PB , Pile JC , Peters EJG , Armstrong DG , Deery HG , Embil JM , Joseph WS , Karchmer AW , Pinzur MS , Senneville E

国家或组织及年份
2012美国传染病学会

全文文件
http://www.idsociety.org/uploadedFiles/IDSA/Guidelines-Patient_Care/PDF_Library/2012%20Diabetic%20Foot%20Infections%20Guideline.pdf

2.1.4　压力性溃疡(pressure ulcer)
2.1.4.1　美国压力性溃疡顾问委员会、欧洲压力性溃疡顾问委员会和泛太平洋压力性损伤联盟。压力性溃疡的预防及治疗：快速参考指南(National Pressure Ulcer Advisory Panel, European Pressure Ulcer Advisory Panel and Pan Pacific Pressure Injury Alliance. Prevention and Treatment of Pressure Ulcers: Quick Reference Guide[7])
Emily Haesler(Ed.).剑桥媒体：Perth,澳大利亚；2014

开发小组成员
跨学科

组织机构所在国家

美国压力性溃疡顾问委员会（NPUAP）、欧洲压力性溃疡顾问委员会（EPUAP）和泛太平洋压力性损伤联盟（PPPIA）。

全文文件

http://www.npuap.org/wp-content/uploads/2014/08/Quick-Reference-Guide-DIGITAL-NPUAP-EPUAP-PPPIA.pdf

http://www.epuap.org/wp-content/uploads/2010/10/Quick-Reference-Guide-DIGITAL-NPUAP-EPUAP-PPPIA-16Oct2014.pdf

2.1.4.2 国际指南：压力性溃疡预防：患病率和发病率。共识文件（International guidelines.Pressure ulcer prevention: prevalence and incidence in context.A consensus document[8]）

伦敦：MEP Ltd, 2009

专家工作组成员

Mona Baharestani（美国）, Joyce Black（美国）, Keryln Carville（澳大利亚）, Michael Clark（英国）, Janet Cuddigan（美国）, Carol Dealey（英国）, Tom Defloor（比利时）, Keith Harding（Chair, 英国）, Nils Lahmann（德国）, Maarten Lubbers（荷兰）, Courtney Lyder（美国）, Takehiko Ohura（日本）, Heather Orsted（Co-Chair, 加拿大）, Steve Reger（美国）, Marco Romanelli（意大利）, Hiromi Sanada（日本）

组织机构所在国家及年份

美国,澳大利亚,英国,德国,荷兰,意大利和日本,2009

全文文件

http://www.woundsinternational.com/media/issues/64/files/content_24.pdf

2.1.4.3 国际评论。压力性溃疡预防：压力、剪切力、摩擦力和微环境。共识文件（International review.Pressure ulcer prevention: pressure, shear, friction and microclimate in context.A consensus document[9]）

伤口国际Wounds International,2010伦敦

专家工作组成员

Mona Baharestani（美国）, Joyce Black（美国）, Keryln Carville（澳大利亚）, Michael Clark（英国）, Janet Cuddigan（Chair, 美国）, Carol Dealey（英国）, Tom Defloor（比利时）, Amit Gefen（以色列）, Keith Harding（英国）, Nils Lahmann（德国）, Maarten Lubbers（荷兰）,

Coutrny Lyder(美国), Takehiko Ohura(Chair, 日本), Heather L Orsted(加拿大), Vinoth K Ranganathan(美国),Steven I Reger(美国),Marco Romanelli(意大利),Hiromi Sanada(日本), Makoto Takahashi(日本)

组织机构所在国家及年份
美国,澳大利亚,英国,德国,比利时,荷兰,意大利,以色列,加拿大,日本,2010

全文文件
http: //www.woundsinternational.com/media/issues/300/files/content_8925.pdf

2.1.5 烧伤(burns)
2.1.5.1 国际最佳实践指南: 非复杂性烧伤的皮肤和伤口的有效管理(International Best Practice Guidelines: Effective skin and wound management of noncomplex burns[10])
伤口国际Wounds International,2014

专家工作组
Bishara Atiyeh(黎巴嫩), Juan P Barret, Head(西班牙), Hu Dahai 胡大海(中国), Franck Duteille(法国),Ann Fowler(英国),Stuart Enoch(印度),Elizabeth Greenfield(美国), André Magnette(比利时), Heinz Rode(南非), Xia Zhao-fan 夏照帆(中国)

组织机构所在国家及年份
黎巴嫩,西班牙,中国,法国,印度,美国,比利时,南非,2014

全文文件
http: //www.woundsinternational.com/media/issues/943/files/content_11308.pdf

3. 特殊话题

3.1 疼痛

3.1.1 最佳实践原则: 有关更换伤口敷料时疼痛最小化的操作步骤。共识文件 (WUWHS Principles of Best Practices: Minimizing pain at wound dressing-related procedures A consensus document[11])
最佳实践声明: 使伤口管理中的创伤和疼痛降至最低。2004.4

专家工作组成员
Michelle Briggs(英国), Frank D Ferris(美国), Chris Glynn(英国), Keith Harding(英 国), Deborah Hofman(英国), Helen Hollinworth(英国), Diane L Krasner(美国), Christina

Lindholm(瑞典), Christine Moffatt(英国), Patricia Price(英国), Marco Romanelli(意大利), Gary Sibbald(加拿大), Mike Stacey(澳大利亚), Luc Téot(法国)

组织机构所在国家及年份
美国,英国,瑞典,意大利,澳大利亚,法国,2004

全文文件
http://www.woundsinternational.com/media/issues/79/files/content_39.pdf

3.1.2 最佳实践声明: 使伤口管理中的创伤和疼痛最小化(Best Practice Statement Minimizing Trauma and Pain in Wound Management[12])
最佳实践声明: 使伤口管理中的创伤和疼痛降至最低。2004.4

开发组
Pamela Cooper, Fiona Russell, Sandra Stingfellow
审查组
David Gray, Helen Hollingworth, Richard White
同行评议
Alison Coull, Marty Butcher, Gill Wicks

组织机构所在国家及年份
英国,2004

全文文件
http://www.wounds-uk.com/pdf/content_8952.pdf

3.1.3 更换伤口敷料时疼痛(pain at wound dressing changes[13])
更换伤口敷料时疼痛。EWMA观点文件 2002

社论
Christine Moffat(英国),Michelle Biggs(英国),Helen Hollinworth(英国),Sylvie Meaume(法国),Ramon Rediani(英国),Marco Romanelli(意大利),Javier Soldevilla Agreda(西班牙),Joan-Enric Torra I Bou(西班牙), Wolfgang Vanscheidt(德国)

组织机构所在国家及年份
英国,法国,意大利,西班牙,德国,2002

全文文件

http: //ewma.org/fileadmin/user_upload/EWMA/pdf/Position_Documents/2002/ Spring_2002__English_.pdf

3.1.4　持久性(慢性)和总体伤口疼痛的评估和管理[Assessment and Management of Persistent(Chronic)and Total Wound Pain[14]]

Int Wound J 2008 5(2): 205-215

作者

Kevin Y Woo(加拿大),Gary Sibbald(加拿大),Karsten Fogh(丹麦),Diane L Krasner(美国), David Leaper(英国), J ü rgen Osterbrink(德国), Patricia Price(英国), Luc Teo(法国)

组织机构所在国家及年份

加拿大,丹麦,美国,英国,德国,法国,2008

全文文件

http: //www.coloplast.ch/Wundversorgung/Evidenz/Documents/BLK_139635_EP.pdf

3.1.5　疼痛诱导的紧张因素: 伤口愈合的障碍(pain-induced stress: a barrier to wound healing[15])

组织机构所在国家及年份

英国,2006

全文文件

www.wounds-uk.com/pdf/content_9096.pdf

3.2　皮肤护理(skin care)

3.2.1　最佳实践声明: 老年人的皮肤护理(best practice statement: care of the older person's skin[16])

Wounds UK,2012(第2版)伦敦

专家工作组

Richard White, Karen Ousey, Janice Bianchi, Menna Lloyd-Jones, Lorraine Oxborough, Lyndsey Allen

审查小组:

Rosie Callaghan, Pauline Beldon, Annie Topping

组织机构所在国家及年份
英国,2012

全文文件
http://www.woundsinternational.com/media/issues/622/files/content_10608.pdf

3.3 感染(Infections)

3.3.1 国际共识。含银敷料在伤口中的适当应用。专家工作组共识(International consensus.Appropriate use of silver dressings in wounds.An expert working group consensus[17])
伤口国际Wounds International,2012,伦敦

专家工作组
Keryln Carville(澳大利亚), Jacqui Fletcher(英国), David Keast Co Chair(加拿大), David Leaper, Chair(英国), Christina Lindholm(瑞典), José Luis Lázaro Martínez(西班牙), Silindile Mavanini(南非), Andrew McBain(英国), Zena Moore(爱尔兰), Supaporn Opasanon(泰国), Elaine Pina(葡萄牙)

审查小组:
Valerie Edwards-Jones(英国), Jenny Hurlow(美国)

组织机构所在国家及年份
欧洲,北美,远东,南非和澳大利亚,2012

全文文件
http://www.woundsinternational.com/other-resources/view/international-consensus-appropriate-use-of-silver-dressings-in-wounds

3.3.2 伤口愈合学会世界联盟(WUWHS)。最佳实践原则: 临床实践中的伤口感染。国际共识(World Union of Wound Healing Societies(WUWHS).Principles of best practice: Wound infection in clinical practice.An international consensus[18])
伤口愈合学会世界联盟(WUWHS)。伦敦: MEP Ltd,2008

专家工作组
Keryln Carville(Co-Chair,澳大利亚), Janet Cuddigan(美国), Jacqui Fletcher(英国), Paul Fuchs(德国), Keith Harding(Chair; 英国), Osamu Ishikawa(日本), David Keas(加拿大),David Leaper(英国),Christina Lindholm(瑞典),Prashini Moodley(南非),Elia Ricci(意大利), Greg Schultz(美国), Jose Vazquez(美国)

组织机构所在国家及年份

澳大利亚,美国,英国,德国,日本,加拿大,瑞典,南非,意大利,2008

全文文件

http://www.woundsinternational.com/media/issues/71/files/content_31.pdf

3.3.3 欧洲伤口管理协会(EWMA)观点文件:伤口感染的管理(European Wound Management Association(EWMA).Position Document: Management of wound infection[19])

欧洲伤口管理协会(EWMA):伤口感染的管理。伦敦: MEP Ltd,2006

高级编委

Christine Moffatt(英国)

顾问编辑

Rose Cooper(英国), Brian Gilchrist(英国), Finn Gottrup(丹麦), David Leaper(英国), Robert Pratt(英国), Peter Vowden(英国)

编委

Sylvie Meaume(法国), Marco Romanelli(意大利), Hiromi Sanada(日本), J Javier Soldevilla greda(西班牙), Masahito Tachi(日本), Luc Téot(法国), Ulrich Ziegler(德国)

组织机构所在国家及年份

法国,意大利,日本,西班牙,德国,2006

全文文件

http://ewma.org/fileadmin/user_upload/EWMA/pdf/Position_Documents/2006/English_pos_doc_2006.pdf

参考文献

1. Shekelle PG, Woolf SH, Eccles M, Grimshaw J. Developing clinical guidelines. WJM 1999(170): 348-51
2. Martin C. Robson, Diane M. Cooper, Rummana Aslam, Lisa J. Gould, Keith G. Harding, David J. Margolis, Diane E. Ochs, Thomas E. Serena, Robert J. Snyder, David L. Steed, David R. Thomas, Laurel Wiersma-Bryant. Guidelines for the treatment of venous ulcers. Wound Rep Reg 2006(14): 649-662
3. Wound Healing Society 2014 Update on Guidelines for Arterial Ulcers
4. Braun L, Kim PJ, Margolis D, Peters EJ, Lavery LA. Guidelines for the treatment of diabetic ulcers: an update
5. International Best Practice Guidelines: Wound Management in Diabetic Foot Ulcers. Wounds International 2013
6. Lipsky BA, Berendt AR, Cornia PB, Pile JC, Peters EJG, Armstrong DG, Deery HG, Embil JM, Joseph WS, Karchmer AW, Pinzur MS, Senneville E. 2012 Infectious Diseases Society of America Clinical Practice Guideline for

the Diagnosis and Treatment of Diabetic Foot Infections. Clinical Infectious Diseases 2012；54（12）：132-173

7. National Pressure Ulcer Advisory Panel, European Pressure Ulcer Advisory Panel and Pan Pacific Pressure Injury Alliance. Prevention and Treatment of Pressure Ulcers: Quick Reference Guide. Emily Haesler(Ed.). Cambridge Media: Perth, Australia; 2014

8. International guidelines. Pressure ulcer prevention: prevalence and incidence in context. A consensus document. London: MEP Ltd, 2009

9. International review. Pressure ulcer prevention: pressure, shear, friction and microclimate in context. A consensus document. London: Wounds International, 2010

10. International Best Practice Guidelines: Effective skin and wound management of noncomplex burns. Wounds International, 2014

11. Principles of best practice: Minimising pain at wound dressing-related procedures. A consensus document. London: MEP Ltd, 2004

12. Best Practice StatementMinimising Trauma and Painin Wound Management April 2004

13. Pain at wound dressing changes. EWMA Position Dokument 2002

14. Kevin Woo, Gary Sibbald, Karsten Fogh, Chris Glynn, Diane Krasner, David Leaper, Jürgen Osterbrink, Patricia Price, Luc Teot. Assessment and management of persistent (chronic)and total wound pain. Int Wound J 2008 5(2): 205-15

15. Soon K, Acton C. Pain‐induced stress: a barrier to wound healing. Wounds UK 2006, 2(4): 92-101

16. Best Practice Statement. Care of the Older Person's Skin. London: Wounds UK, 2012(Second edition)

17. Appropriate use of silver dressings in wounds. An expert working group consensus. London: Wounds International, 2012

18. World Union of Wound Healing Societies(WUWHS). Principles of best practice: Wound infection in clinical practice. An international consensus. London: MEP Ltd, 2008

19. European Wound Management Association(EWMA). Position Document: Management of wound infection. London: MEP Ltd, 2006

中国创面诊疗指南（2015版）

Chinese Guideline for Diagnosis and
Treatment of Skin Wounds (2015)

内 容 提 要

本书由中华医学会创伤学分会和中华医学会组织修复与再生分会组织国内知名专家编写，是我国第一本系统采用循证医学方法编写的创面治疗指南。全书主要包括创伤性溃疡创面、糖尿病足创面、压迫性溃疡创面、动脉性溃疡创面、下肢静脉性溃疡创面、急性及其他创面六个方面，系统阐述了不同类型创面的处理方法，注重反映创面治疗的最新成果，强调临床应用与实操指导。对进一步提高我国慢性难愈合创面的诊疗水平和规范急性、慢性创面的诊疗过程具有重要意义。

策划编辑　刘岩岩　贾晓巍
责任编辑　刘岩岩
封面设计　东方信邦　赵京津
版式设计　郑　阳

销售分类／创伤

ISBN 978-7-117-22231-0

9 787117 222310 >

定　价：25.00元

人卫社官网　www.pmph.com　出版物查询，在线购书
人卫医学网　www.ipmph.com　医学考试辅导，医学数据库服务，医学教育资源，大众健康资讯